Prof. Dr. med. Arthur Teuscher

Vollwerternährung
wertvoll für alle

Prof. Dr. med.
Arthur Teuscher

Vollwerternährung

wertvoll für alle

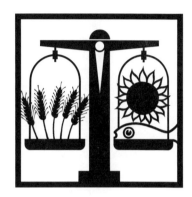

Ein Wegweiser
zu weniger
Diabetes
Blutfett
Cholesterin
Bluthochdruck
Gewicht

Empfehlungen
zur vollwertigen
Ernährung
in der Familie

Richtlinien
für das
Diabetes-
beratungsteam

Stiftung Ernährung und Diabetes Bern

Impressum

Vollwerternährung – wertvoll für alle

Die vorliegenden Ernährungsempfehlungen sind an internationalen Fachtagungen vorgetragen worden:

Diabetes and Nutrition Study Group of the European Association for the Study of Diabetes, Dubrovnik (1990), Uppsala (1991), American Dietetic Association, Baltimore (1991), International Federation for the Study of Diabetes, Washington, DC (1991).

Herausgeberin:

Stiftung Ernährung und Diabetes Bern
Stiftungsaufsicht: Eidgenössisches Departement des Innern.
Die Stiftung arbeitet gemeinnützig.

Autor:

Prof. Dr. med. Arthur Teuscher, BE
Leiter der Diabetesstation an der Medizinischen Universitätsklinik Bern (1966–1991)
Konsiliararzt für Ernährung am Lindenhofspital Bern
Mitglied der Eidgenössischen Ernährungskommission

Mitarbeiterinnen:

Elisabeth Büchi, BE
Leiterin Berufsschule für Diätköchinnen und Diätköche, Inselspital Bern

Kathrin Reinli, BE
Lic. phil. nat., Nachdiplomstudium in Humanernährung ETH Zürich

Priska Rotzler, BE
Journalistin

© 1992 Stiftung Ernährung und Diabetes, Bremgartenstrasse 115, 3012 Bern

ISBN 3-9520342-0-7

Illustrationen: Christian Götz, Neuenburg
Graphische Gestaltung: Eugen Götz-Gee und Franziska Walter, ADD Bern
Satz: Elgra AG, Bern/Zürich
Druck: Graf-Lehmann AG, Bern
Einband: Buchbinderei Burkhardt, Mönchaltorf

Printed in Switzerland

Vorwort

Vollwerternährung für DiabetikerInnen (Zuckerkranke) und eine weitere ernährungsbewusste Bevölkerung bedeutet: Verwenden Sie das vielfältige Angebot an wenig verarbeiteten Lebensmitteln, die reich an komplexen Kohlenhydraten und Nahrungsfasern sind (Vollkornbrot, Getreideflocken, Hülsenfrüchte, Gemüse, Obst) und deshalb den Blutzucker weniger erhöhen als andere, mehr verarbeitete Lebensmittel. Bevorzugen Sie Obst und Gemüse aus biologischem Anbau, und wählen Sie saisongerecht aus. Denn Vollwerternährung ist nicht nur gesund, sie setzt sich auch für eine gesunde und intakte Umwelt ein. Reduzieren Sie den täglichen Fettkonsum, indem Sie fettarmes Fleisch, z. B. Weidefleisch vom Rind (sog. Naturabeef), aber auch mageres Kalb- und Schweinefleisch, konsumieren. Bevorzugen Sie bewusst pflanzliche Öle mit einem hohen Anteil an einfach und mehrfach ungesättigten Fettsäuren. Auch Fisch, besonders aus kalten Meeresgewässern, liefert viele hoch ungesättigte Fettsäuren.

Vollwertkost bezeichnet eine umfassende Auswahl wertvoller Grundnahrungsmittel und ist nicht vergleichbar mit einseitig faserreicher, auch ballaststoffreich genannter Ernährung. Merkmale der Vollwerternährung sind die Gaumenfreude, die durch die Verwendung vieler Frischprodukte noch erhöht wird, sowie die gute Verträglichkeit.

Die Empfehlungen für eine blutzucker- und blutfettsenkende Vollwerternährung können von ernährungsbewussten Leuten auch ohne Diabetes zur Vorbeugung und Beeinflussung von Herz-Kreislauf-Risikofaktoren wie erhöhtem Cholesterin, Blutfett, Blutdruck und Übergewicht verwendet werden. Gesunden, ernährungsbewussten Menschen dienen sie als qualitative und quantitative Leitlinien einer den heutigen wissenschaftlichen Anforderungen entsprechenden Ernährungslehre. Die Erläuterungen zu Insulin und blutzuckersenkenden Tabletten sind für DiabetikerInnen bestimmt, welche neben einer Ernährungs- auch auf eine medikamentöse Behandlung angewiesen sind.

Die **Diabetesernährungspläne** sind gemeinsam mit Vertreterinnen des Verbandes Schweizerischer ErnährungsberaterInnen entstanden. Sie beruhen auf einer dreissigjährigen Zusammenarbeit und Erfahrungen mit zahlreichen DiabetikerInnen der Universitätskliniken des Inselspitals Bern, praktizierenden ÄrztInnen und Beratungssstellen in der deutschen Schweiz, welche eine Ernährungsbehandlung mit Vollwertkost durchführen. Aufgrund eines einfachen Zehn-Gramm-Austauschsystems mit sechs Nährstoffgruppen erlauben diese Pläne eine leicht verständliche, schrittweise Beratung zur ausgewogenen Zusammenstellung der Nahrung. Unsere PatientInnen mit Diabetes stellen den Anspruch, gut verständlich und umfassend über die Ernährungsbehandlung ihres Diabetes informiert zu werden. Diese Anstrengungen sind gerade in der Schweiz gerechtfertigt, weil ein Bundesgerichtsentscheid des Eidgenössischen Versicherungsgerichtes[1] 1988 die Diabetes- und Ernährungsberatung zum Bestandteil der Diabetesbehandlung und somit zur Pflichtleistung der öffentlichen Krankenversicherungen erklärte.

Ich hoffe, dass die im folgenden dargestellte Diabetes-Vollwertkost und das ihr zugrunde liegende bewährte «Zehn-Gramm»-Lehrsystem bei möglichst vielen DiabetikerInnen und ihren Familien zu einer Verbesserung ihres Gesundheitszustandes führen wird. Auch ist zu hoffen, dass unsere unter grossem Leistungsdruck stehenden medizinischen Ausbildungsstätten bereit sind, eine klar verständliche Diabetes-Ernährungsbehandlung in ihr praxisbezogenes Ausbildungsprogramm aufzunehmen. So können die praktizierenden ÄrztInnen für die Mehrzahl ihrer PatientInnen – mit und ohne Diabetes – die Gesundheit mit kostengünstigen Massnahmen fördern, auch wenn keine spezialisierte Ernährungsberatung zur Verfügung steht[2]. In jedem Diabetesfall – mit oder ohne medikamentöse Behandlung – hilft eine angepasste Ernährung, die Diabeteskontrolle zu verbessern.

Das vorliegende Lehrbuch für eine vollwertige Ernährung ist ein weiterer Schritt, eine «Gesunde Ernährung für alle» am Beispiel der Diabetesernährung darzustellen[3].

Prof. Dr. med. A. Teuscher, Bern

---

[1] Urteil vom 3.11.88, Nr. K56/87, Eidg. Vers. Gericht Luzern.

[2] In der Schweiz rechnen wir mit 140000 Diabetikerinnen und Diabetikern = 2% der Gesamtbevölkerung: 30% werden mit Insulin, 50% mit blutzuckersenkenden Tabletten (dies sind viel zu viele) und 20% ohne Medikamente (dies sind zu wenige) behandelt. In Europa mit 720 Millionen Einwohnern leben bei einer Diabeteshäufigkeit von 2% der Gesamtbevölkerung 14 Millionen Diabetiker. Davon werden 4 Millionen mit Insulin behandelt. T. Teuscher und Mitarbeiter: Diabetes-Häufigkeit in der Schweiz, in: Dritter Schweizerischer Ernährungsbericht (1991), Bundesamt für Gesundheitswesen, S. 413–422, Eidg. Druck- und Materialzentrale EDMZ, 3003 Bern.

[3] Der erste Versuch: A. Teuscher: Gesunde Ernährung für alle (1986). Stiftung Ernährung und Diabetes, 3012 Bern.

Inhaltsübersicht

Inhaltsverzeichnis

□□□

3. Teil

Vollwerternährung und Empfehlungen für Diabetikerinnen und Diabetiker, Herz-Kreislauf-Gefährdete und Ernährungsbewusste

1. Wissenswertes für alle

Vollwerternährung
für Diabetiker und Nichtdiabetiker[4]

Eine vielfältige Ernährung ist für alle Menschen – ob jung oder alt, gesund oder krank, mit oder ohne Diabetes – von grosser Bedeutung. Wissenschaftliche Studien haben gezeigt, dass gewisse Krankheiten, zum Beispiel der Herzinfarkt, durch eine kalorien- und fettreiche Ernährungsweise gefördert werden. Die Häufigkeit von Übergewicht bei frisch entdecktem Altersdiabetes liegt bei etwa 80 Prozent und lässt erkennen, dass zuviel Nahrung aus irgendwelchen Quellen – und nicht einfach zuviel Zucker – mit dem Auftreten eines Diabetes in Zusammenhang steht. Zucker ist nicht die Ursache des Diabetes, trägt aber bei Überkonsum wegen der zusätzlichen Kalorienaufnahme zu Übergewicht und so zur Entstehung eines Diabetes bei. Andererseits kann eine Verminderung des Übergewichts bei frisch entdecktem Diabetes rasch zu einer deutlichen Reduktion des Blutzuckers führen.

■ Die Ernährung ist in unserer hochzivilisierten Welt zum Problem geworden: Unser Tisch ist (zu) reich gedeckt, als wäre alle Tage Sonntag. Wir nehmen immer mehr Nahrung zu uns, betätigen uns aber körperlich immer weniger. Das bedeutet, dass wir die aufgenommene Nahrung gar nicht mehr voll verwerten können. Das Resultat ist Übergewicht. Fast jeder dritte Schweizer ist übergewichtig, das heisst, sein Gewicht ist in bezug auf seine Körpergrösse zu hoch.■

Die Ernährung des Diabetikers ist ein gutes Beispiel für eine gesunde Ernährungsweise, die sich problemlos auf die ganze Familie ausdehnen lässt. Jedes Familienmitglied sollte die Kalorienzufuhr auf seine persönlichen körperlichen Bedürfnisse ausrichten mit dem Ziel, ein angepasstes Körpergewicht anzustreben und zu halten. Das Familienmitglied mit Diabetes muss sich an einen auf seine gesundheitlichen Bedürfnisse abgestimmten Ernährungsplan halten. Die von der Europäischen Diabetes-Gesellschaft empfohlene Vollwerternährung stützt sich auf eingehende Untersuchungen im Bereich der europäischen Ernährung und ist auch ein Leitbild für eine gesunde Ernährung der Gesamtbevölkerung. Die hier vorliegenden Ernährungsempfehlungen sind vor allem auf die spezifi-

---

[4] Die Kurzform «Diabetiker» steht jeweils für die sinnvollere, aber längere Bezeichnung «Patienten oder Patientinnen mit Diabetes»

■□□

schen Bedürfnisse der Diabetiker abgestimmt. Dazu kommen beim Diabetiker die unerlässlichen Blut- und Urinzuckerkontrollen, weil sein Blutzucker-Tagesprofil grösseren Schwankungen unterworfen ist als jenes der Nichtdiabetiker. Ziel ist es, den durchschnittlichen Blutzucker mit einem Diabetesernährungsplan möglichst konstant und in der Norm zu halten. Da auch bei Diabetikern eine grössere Tendenz zu Blutfettvermehrung nachgewiesen ist, müssen sie mit fettreichen Nahrungsmitteln zurückhaltender sein als ihre Familienmitglieder ohne Diabetes und ohne Neigung zu vermehrtem Blutfett.

Die auf unseren Diabetesernährungsplänen aufbauende Vollwertkost basiert auf folgenden Richtlinien:

1. Etwa 50% der täglich notwendigen Kalorien (Joule) sollten in Form von Kohlenhydraten konsumiert werden, die übrigen 50% als Fett und Eiweiss.
2. Der für den Diabetiker erwünschte blutzuckermodulierende Effekt wird mit komplexen Kohlenhydraten und Nahrungsfasern erzielt.
3. Der Gesamtfettgehalt der Nahrung wird reduziert. Die Fette sollten vorwiegend pflanzlicher Herkunft sein. Eine besondere Bedeutung kommt der möglichen Vorbeugung der Arteriosklerose durch mässige Verwendung von Olivenöl und Fischölen in Form von Fischen zu.
4. Die Nahrungsmittel sollten durch eine schonende Verarbeitung möglichst wenig verändert werden. Naturbelassene Produkte wie Rohkost (Gemüse, Salate, Obst) oder Getreideflocken sind auch zur Verminderung der Blutzuckerschwankungen günstig.
5. Unsere Ernährungsrichtlinien beruhen auf einem leicht verständlichen Werte-Austauschsystem, mit dem wir in der deutschsprachigen Schweiz seit Jahrzehnten gute Erfahrungen gemacht haben. Damit können die Nährwerte qualitativ und mengenmässig den individuellen Bedürfnissen entsprechend zusammengestellt und erläutert werden. Wenn auch dieses System selbständig erlernbar ist, empfehlen wir, den Energiegehalt der täglichen Nahrung und das Behandlungsziel in der ärztlichen Sprechstunde festlegen zu lassen. Dies betrifft besonders Kinder und Jugendliche und Erwachsene mit gesundheitlichen Problemen.
   Zur ausführlichen Erläuterung des Ernährungsplanes sollte eine Ernährungsberaterin beigezogen werden.

■ Die nachfolgenden Empfehlungen zur täglichen Ernährung sind auf Diabetiker mit und ohne Insulin ausgerichtet. Für Herz-Kreislauf-Gefährdete und Ernährungsbewusste sind sie ein Wegweiser zur Verminderung der Risikofaktoren Blutfett, Cholesterin, Bluthochdruck und Übergewicht.■

Die zwei «Diabetes-Typen»

Es gibt im Prinzip zwei verschiedene Diabetes-Formen: 10–15% der Diabetiker haben einen insulinabhängigen, 85–90% einen nicht-insulinabhängigen Diabetes. Im ersten Fall ist das Insulin lebensnotwendig, im zweiten kann der Diabetiker meistens ohne Insulin auskommen und seinen Diabetes durch gezielte Ernährung allein mit Hilfe eines Diätplanes oder zusätzlich mit Tabletten in den Griff bekommen.

Der insulinabhängige
vorwiegend jugendliche Diabetes = «Typ 1»

Die seltenere Form des Diabetes ist diejenige, die unbedingt Insulin zum Überleben erfordert. Zusätzlich für eine gute Blutzuckerkontrolle ist eine angepasste Ernährung, aber auch körperliche Betätigung notwendig. Diese Diabetesform ist am häufigsten bei Kindern, Jugendlichen und Erwachsenen vor dem dreissigsten Lebensjahr, sie kann aber auch später im Leben auftreten. ■ Das Hauptproblem ist hier eine günstige Verteilung der Nahrung über den Tag, begleitet von einer darauf abgestimmten Insulindosierung. Bei der Aufteilung der täglichen Nahrung, in der Regel drei Haupt- und drei Zwischenmahlzeiten, muss besonders auf eine gute Verteilung der blutzuckererhöhenden Kohlenhydrate geachtet werden. Zwischen den einzelnen Mahlzeiten sollten bei Insulinbehandlung nicht mehr als drei Stunden liegen.■ Die Gesamtkalorienzahl stellt weniger ein Problem dar, weil insulinabhängige Diabetiker in der Regel nicht zu Übergewicht neigen.

Der nicht-insulinabhängige
sogenannte Altersdiabetes = «Typ 2»

Die häufigste Form ist der Altersdiabetes, der nach dem dreissigsten Lebensjahr zunehmend auftritt und oft über längere Zeit unerkannt bleibt. In der Regel ist er mit Übergewicht, häufig mit zuviel Blutcholesterin und zu hohem Blutdruck und nicht selten mit Zirkulationsstörungen in den Herzkranzgefässen und Beinen verbunden. ■ In vielen Fällen kann oder könnte diese Form des Diabetes mit der Ernährung allein unter Kontrolle gebracht werden. Das bedeutet, dass bei einer richtigen Lebensweise mit gesunder, energie- = kalorienverminderter Ernährung **und** vermehrter körperlicher Tätigkeit sehr viele Diabetiker teilweise oder vollständig auf Tabletten oder Insulin verzichten könnten.■ Das Hauptziel bei Diabetes mit Übergewicht ist daher die konsequente Gewichtsreduktion. Die Her-

■□□

absetzung der zugeführten Kalorien fällt hier mehr ins Gewicht als die Verteilung über den Tag. Es müssen dort Kalorien eingespart werden, wo eine Bereitschaft zum Verzicht besteht. In vielen Fällen ist die einer vegetarischen Ernährung ähnliche Kost mit periodischer Auslassung von Fleisch, aber Beibehaltung von Milch und Milchprodukten besonders geeignet, weil mit dem Verzicht auf Nahrungsmittel tierischer Herkunft eine einfach durchführbare Kalorienreduktion erzielt werden kann. Jene, die gerne ein Glas Wein trinken oder den Durst mit einem Becher Bier löschen möchten, müssen beachten, dass der Verzicht auf sämtliche alkoholische Getränke und die Verwendung von Leitungs- oder Mineralwasser nature eine grosse Einsparung an Kalorien bringt, die sich günstig auf eine Gewichtsabnahme auswirkt.

Der Einfluss der Nahrung auf den Blutzucker

Jeder Mensch hat Zucker im Blut. Beim gesunden Menschen spricht man von normalem Blutzucker = Normoglykämie bei einem Blutzuckergehalt von 3,5–6,0 mmol/l (65–110 mg/dl) «nüchtern», das heisst morgens vor dem Frühstück. Werte, die deutlich darüber oder darunter liegen, bezeichnet man als zu hoch = Hyperglykämie oder zu tief = Hypoglykämie. ■ Der normale Blutzucker eines Diabetikers sollte vor einer Mahlzeit 5–7 mmol/l (90–130 mg/dl) und 1–2 Stunden nach einer Mahlzeit 7–10 mmol/l (130–180 mg/dl) nicht überschreiten.■ Unter Insulintherapie müssen die Tab. 1, S. 19 oberen und unteren Grenzwerte vom Arzt und Diabetiker individuell angepasst werden. Die Regulierung des Blutzuckers erfolgt durch das Insulin, ein Hormon, das in der Bauchspeicheldrüse (Pankreas) produziert und direkt ins Blut abgegeben wird oder – unphysiologisch – unter die Haut gespritzt wird. Dieses bewirkt, dass der Blutzucker in die Zellen aufgenommen werden kann und zur Energiebildung verwendet, als Stärke in Leber und Muskulatur gespeichert oder zu Fett in den Fettzellen aufgebaut wird; das Insulin wirkt also blutzuckersenkend und fettaufbauend.

Beim Diabetiker ist die Insulinproduktion entweder ungenügend oder vollständig ausgefallen; das Insulin muss daher von aussen zugeführt oder in gewissen Fällen der Blutzucker durch Tabletten = Antidiabetika gesenkt werden. Antidiabetika sind Tabletten, welche selbst kein Insulin enthalten, jedoch bewirken, dass noch vorhandenes körpereigenes Insulin aus den Pankreas(Bauchspeicheldrüsen)zellen besser abgesondert wird. Bei nicht-insulinabhängigen Diabetikern, die ohne Insulinspritzen auskommen, kann der Blutzucker in sehr vielen Fällen durch eine Diabetes-Vollwerternährung allein gesenkt werden.

Die Energiegrundlage der täglichen Nahrung sind Kohlenhydrate, Eiweiss und Fett. Die **verwertbaren Kohlenhydrate** sind in Form von

Stärke, Zucker und anderen Zuckerarten die eigentlichen Blutzuckerbildner. **Eiweiss und Fett** sind nicht blutzuckererhöhend, können aber die Aufnahme der Kohlenhydrate ins Blut verlangsamen.

■ Bei der Ernährung des Diabetikers ist es wichtig, dass er den Blutzucker so weit wie möglich in einen günstigen Bereich steuert. Das bedeutet, dass Nahrungsmittel verwendet werden sollten, die einen möglichst langsamen Blutzuckeranstieg ergeben.■ Einen entscheidenden Einfluss üben die verschiedenen Kohlenhydrate aus. Die resorbierbaren Stärke-Kohlenhydrate (Mehrfachzucker) werden im Dünndarm rasch abgebaut und als Einfachzucker (Bsp. Traubenzucker, Fruchtzucker) in die Blutzirkulation aufgenommen. Traubenzucker führt zu einem schnellen Blutzuckeranstieg, der durch das körpereigene oder das eingespritzte Insulin abgefangen werden muss. Sind die blutzuckerbildenden Stärke und Zuckerarten jedoch mit Nahrungsfasern verbunden (Bsp. Vollkornprodukte, Hülsenfrüchte, Obst, Gemüse), so wird die Aufnahme der in Einfachzucker zerlegten Kohlenhydrate ins Blut verlangsamt. Auf den leeren Magen genommen, bewirken Zucker oder mit Zucker gesüsste Produkte beim Diabetiker in wenigen Minuten einen schnellen Blutzuckeranstieg. Als Nachspeise zu einer Vollwertmahlzeit hingegen beeinflussen sie in der Regel den Blutzuckergehalt weniger schnell.

Blutzuckergleichgewicht

■Eine einmalige Überschreitung der angemessenen Kohlenhydratmenge führt selten zu einer länger dauernden Störung des Blutzuckergleichgewichts. Es kommt zu einem Blutzuckeranstieg, der nach einigen Stunden wieder abfällt.■ Der Blutzucker kann aber erhöht bleiben, wenn mehrmals am Tag weiter zuviel gegessen oder getrunken wird. Häufigeres Zuvielessen führt neben Blutzucker- zu Gewichtsanstieg und damit zu einer generellen Verschlechterung der Blutzuckerwerte.

■ Das Auslassen einer Haupt- oder Zwischenmahlzeit kann umgekehrt zu einem «Hypo» = Hypoglykämie (Unterzuckerung) bei Insulin- oder Tablettenbehandlung führen.■

Tabelle1: Die Bedeutung der Blutzuckerhöhe für das Blutzuckergleichgewicht

Blutzucker-kategorie	Glukose (Traubenzucker)-gehalt im Blut	«Neue»Einheiten: Millimol pro Liter (mmol/l)*	«Alte» Einheiten: Milligramm pro Deziliter (mg/dl)*	Zeitpunkt der Blutzucker-messung
«Hyper»	**Massiv erhöht:** «Diabetes-entgleisung»	über 20,0	über 360	im Laufe des Tages
	Deutlich erhöht: «Diabetes»	über 10,0	über 180	
«Gestört»	**Höher als bei gesunden Erwachsenen:** «Grenzbereich»	7,0–10,0	130–180	z.B. 2 Std. nach einer Mahlzeit
«Normo»	**Gerade richtig:** «Normaler Bereich für Diabetiker und Nichtdiabetiker»	4,0– 7,0	70–130	am Morgen beim Erwachen
		7,0–10,0	130–180	nach dem Essen
«Hypo»	**Tief:** «Beginn der Hypo-Symptome»	2,8– 4,0	50– 70	zu irgendeinem Zeitpunkt
	Sehr tief: «Gefahr der schweren Hypoglykämie»	weniger als 2,8	unter 50	

*Blutzuckereinheiten:
neue: alte Werte (mg)　　: 18 = Millimol
alte:　neue Werte (mmol) × 18 = Milligramm

Hyperglykämie: zu hoher Blutzucker
Normoglykämie: normaler Blutzucker
Hypoglykämie: zu tiefer Blutzucker
(«Hypo»)

2. Grundlagen der Vollwerternährung

Die Ernährung lässt sich unter den drei Aspekten Nährstoffe, Nahrungsmittelkunde und Austauschwerte erfassen:

Die Nährstoffe

Die Nährstoffe Kohlenhydrate, Eiweiss und Fett sind die wichtigsten Energieträger:

Nährstoffe: **Kohlenhydrate und**   Herkunft: pflanzlich
Nahrungsfasern

Eiweisse (Proteine)   tierisch, pflanzlich

Fette und Öle   tierisch, pflanzlich

Achtung: Ein zusätzlicher Energieträger ist der Alkohol (Wein, Bier, Spirituosen)

Weitere wichtige Nahrungsmittelinhaltsstoffe sind:

Vitamine   Mineralstoffe   Gewürze   Wasser

Die Nahrungsmittelkunde

In der Nahrungsmittelkunde werden die verschiedenen Nahrungsmittelgruppen sowohl in bezug auf ihre physiologischen Eigenschaften als auch unter Einbeziehung der spezifischen Diabetes-Vollwertkost vorgestellt. Verschiedene Produkte werden unter dem Aspekt «empfohlen» oder «nicht empfohlen» betrachtet.

Die Austauschwerte

Die Austauschwerte sind ein Masssystem, um die Nahrung bezüglich ihrer Grundnährstoffe mengenmässig in austauschbaren Einheitsportionen zu erfassen. ■ Ein Wert entspricht jeweils 10 g der Hauptkomponenten eines Nahrungsmittels, nämlich 10 g Kohlenhydrate, 10 g Eiweiss oder 10 g Fett.■

■□□

Kohlenhydrat-Austauschwerte

Vier Wertegruppen entfallen auf die kohlenhydrathaltigen Lebensmittel: Brot-, Gemüse-, Obst- und Milchwerte.

Eiweiss-Austauschwerte

Hier werden eiweisshaltige Lebensmittel aus tierischen und pflanzlichen Quellen untereinander ausgetauscht: Fleisch, Geflügel, Fisch, Wild, Wurstwaren, Käse, Eier, Tofu.

Fett-Austauschwerte

In dieser Gruppe werden Butter, Fette, Öle, Nüsse, Samen, Rahm, Speck und Avocado als Austauschwerte in der Austauschtabelle aufgeführt.

Beispiele:

Brot wird wegen des hohen Anteils an Stärke zu den kohlenhydratreichen Werten gezählt (Brotwerte); der Anteil Eiweiss und Fett ist vergleichsweise gering, so dass Brot nicht unter die Eiweiss- oder Fettwerte fällt. Milch wird wegen des Milchzuckers zu den Kohlenhydratwerten gezählt; wegen des Fett- und Eiweissgehaltes könnte sie aber auch zu den Fettwerten (Vollmilch) oder Eiweisswerten (fettreduzierte Milch) gerechnet werden.

Eiweissreiche Lebensmittel, die viel Fett enthalten, wie zum Beispiel Salami mit einem Fettgehalt von 35–40%, könnten ebenfalls zu den Fettwerten gezählt werden.

3. Die zwei Energiequellen der Vollwerternährung

Die erste Energiequelle: Pflanzliche Kohlenhydrate und Nahrungsfasern

Gewinn und Risiko: Blutzucker

Kohlenhydrate sind die wichtigste Kalorienquelle für die Weltbevölkerung. Praktisch alle Nahrungskohlenhydrate sind pflanzlichen Ursprungs, ausgenommen der Milchzucker. ■ Bei einer gesunden und ausgewogenen Ernährung sollten die Kohlenhydrat-Kalorien (-Joule) mindestens die Hälfte aller Nährstoffe (d.h. 50% der Gesamtenergie der täglichen Nahrung) ausmachen.■ Sie sind die eigentlichen Energiebildner und kommen in Form von verwertbarer Stärke, Zucker und anderen resorbierbaren Zuckerarten vor. Unter **resorbierbar** verstehen wir, dass die Kohlenhydratteilchen, wie sie im Nahrungsmittel vorhanden sind, durch Fermente und Enzyme im Dünndarm zu kleinen Zuckerarten abgebaut werden und dann durch die Darmzellen ins Blut gelangen.

Nicht resorbierbare Kohlenhydrate werden als Nahrungsfasern bezeichnet. Sie können von den Enzymen im Dünndarm nicht abgebaut werden und gelangen unverändert in den Dickdarm. Dort werden sie von Darmbakterien zu kleinen Fettsäuren fermentiert, die zum Teil ins Blut aufgenommen werden.

Die komplexen, grossen Kohlenhydrate oder Polysaccharide finden sich vorwiegend in Brot, in Getreide und in Getreideprodukten, Kartoffeln, Hülsenfrüchten (getrocknet), Kastanien, Gemüse. Die einfachen Kohlenhydrate, wie Zucker und andere Zuckerarten, kommen natürlicherweise in süssem Obst und Gemüse (z.B. Karotten) vor oder werden den Nahrungsmitteln zum Süssen zugesetzt. Sie bilden schnell Blutzucker.
■ Aber erst der Insulinmangel beim Diabetiker führt nach dem Verzehr kohlenhydratreicher Lebensmittel zu übermässigem Blutzuckeranstieg: der Blutzucker wird zum Risiko.■

Die Einteilung der Kohlenhydrate nach ihrer Grösse: vier chemische Kategorien

Die Kohlenhydrate lassen sich nach ihrer chemischen Zusammensetzung in vier Kategorien aufteilen. Tabelle 2 gibt einen Überblick über die allgemein geläufigen und wissenschaftlichen Bezeichnungen sowie das Vorkommen in den entsprechenden Nahrungsmitteln. ■ Die Hauptbedeutung der Kohlenhydrate liegt für den Diabetiker im Abbau der komplexen Stärke zu verschiedenen einfachen Zuckerarten im Dünndarm und deren Aufnahme ins Blut. Die wichtigste Energiequelle stellt der Traubenzucker (Glukose) dar. Blutzucker ist chemisch Glukose. ■ Im allgemeinen Sprachgebrauch wird oft alles, was Kohlenhydrate enthält, mit «Zucker» gleichgesetzt. Diese Vereinfachung entspricht jedoch nicht der biologischen Wirkung.

Die Kohlenhydrate lassen sich in zwei Hauptgruppen gliedern:

1. Die **einfachen** Kohlenhydrate mit chemisch kleineren Molekülen sind biologisch schnelle Blutzuckerbildner.
2. Die **komplexen** Kohlenhydrate (z. B. Pflanzenstärke) mit chemisch grossen Molekülen sind biologisch langsame bis weniger schnelle Blutzuckerbildner, solange sie von ihren Pflanzenzellwänden umgeben sind. Es handelt sich um hochmolekulare Kohlenhydrate, in welchen mehr als zehn einfache Zucker verknüpft sind. Bevor komplexe Kohlenhydrate ins Blut aufgenommen werden können, müssen sie zu einfachen Zuckern abgebaut werden.

Tabelle 2: Einteilung der Kohlenhydrate in vier Kategorien

Populäre Bezeichnung	Wissenschaftliche Bezeichnung	Vorkommen in bestimmten Nahrungsmitteln (Beispiele)
I. Die kleinsten Zuckerarten:		
Einfachzucker	**Monosaccharide**	**Nahrungsmittel**
– Traubenzucker	Glukose = Blutzucker	Obst, Honig
– Fruchtzucker	Fruktose = indirekt Blutzucker	Obst, Honig
– Schleimzucker	Galaktose = indirekt Blutzucker	Milch
II. Die zweitkleinsten Zuckerarten:		
Zweifachzucker	**Disaccharide**	**Nahrungsmittel**
– Rüben/Rohrzucker = Haushaltzucker	100% Saccharose = Doppelmolekül aus einem Glukose- und einem Fruktosemolekül	Kristallzucker (weiss, raffiniert), Rohzucker (braun, teilraffiniert), Honig, Obst
– Vollrohrzucker (braun)	80–90% Saccharose mit verschiedenen Mineralstoffen	Naturprodukt, unraffiniert (Drittwelt- und Reformläden)
– Malzzucker = Doppeltraubenzucker	Maltose = Doppelmolekül aus zwei einfachen Glukosemolekülen (gibt 100% Traubenzucker)	Malzextrakthaltige Frühstücksgetränke, Bier, Maissirup (wird in sehr vielen Lebensmitteln zum Süssen verwendet)
– Milchzucker = Traubenzucker mit Schleimzucker verbunden	Laktose = Doppelmolekül aus einem Glukose- und einem Galaktosemolekül	Milch

Die Gruppen I und II werden als einfache Kohlenhydrate (Zucker und andere Zuckerarten) bezeichnet; sie bilden schnell Blutzucker.

Populäre Bezeichnung	Wissenschaftliche Bezeichnung	Vorkommen in bestimmten Nahrungsmitteln (Beispiele)
III. Die mittelgrossen Vielfachzucker Abbauprodukte der Stärke	**Mittelgrosse Polysaccharide** Dextrine (Abbaustufe aus Stärke-Polysacchariden)	**Nahrungsmittel** Malzextrakt, Stärkesirupe, Melasse

Die mittelgrossen Vielfachzucker führen ebenfalls zu einer schnellen Blutzuckererhöhung.

IV.a Die grossen Vielfachzucker Verwertbare Stärke wird zu Traubenzucker abgebaut (Aufnahme im Dünndarm)	**Grosse = komplexe Polysaccharide** Stärkepolysaccharide werden zu Glukose abgebaut	**Nahrungsmittel** Getreide- und Getreide- produkte (Brot, Mehl), Hülsenfrüchte, Kartoffeln, Gemüse (grüne Erbsen, Süssmais usw.)
IV.b Die Nicht-Stärke-Vielfachzucker Pflanzenzellwände = Nahrungsfasern	**Nicht-Stärke-Polysaccharide** – wasserlösliche: Pektine, Hemizellulose (verzögerte [Blutzucker]bildung)	**Nahrungsmittel** Getreide und Getreide- produkte,
	– nicht wasserlösliche: Zellulose (vergrössert Stuhl-masse), Lignin	Gemüse, Obst, Hülsenfrüchte

Die grossen, komplexen Kohlenhydrate mit noch erhaltenen Pflanzenzellwänden werden langsam abgebaut; sie bilden langsam Blutzucker.

Was ist Zucker?

Nach der bisherigen Schweizerischen Lebensmittelverordnung wurde nur der Haushaltzucker = Kristallzucker (Saccharose) als «Zucker» bezeichnet. Die übrigen zuckerähnlichen Produkte, wie Monosaccharide, Disaccharide und Dextrine, welche auch Blutzucker erzeugen, wurden «Zuckerarten» genannt.

■ Alle «Zucker und anderen Zuckerarten» bilden mehr oder weniger direkt oder indirekt Blutzucker und werden in der neuen Lebensmittelverordnung unter dem einheitlichen Begriff «Zuckerarten» zusammengefasst.■ Für die Lebensmitteldeklarierung verpackter Lebensmittel heisst dies, dass Saccharose (Kristallzucker), Glukose, Fruktose – ausser in diätetischen und Speziallebensmitteln – nicht mehr separat, sondern mit der Sammelbezeichnung «Zuckerarten» aufgeführt werden. In der neuen EG-Gesetzgebung wird statt «Zuckerarten» der einfachere Begriff «Zucker» als Sammelbezeichnug verwendet werden. Also ist weisser, raffinierter Zucker eine Zuckerart (EG: «Zucker»), aber auch unraffinierter brauner Vollrohrzucker ist eine Zuckerart (EG: «Zucker») mit 80–90% Saccharose-

■□□

gehalt. Der handelsübliche braune Rohrzucker besteht fast nur aus raffiniertem weissem Zucker, der mit Melasse oder Farbstoff braun gefärbt ist. Der Mineralstoffgehalt ist gering.

Was sind Zuckeraustauschstoffe?

■ Nach der Lebensmittelverordnung sind Zuckeraustauschstoffe «Substanzen, die aufgrund ihrer Süsskraft und ihrer Masse als Ersatz für Saccharose oder andere Zuckerarten dienen».■ Zuckeraustauschstoffe sind teilweise verwertbare Kohlenhydrate. Die meisten Zuckeraustauschstoffe gehören zu der Stoffklasse der Polyole (Zuckeralkohole). Bei älteren Zuckeraustauschstoffen handelt es sich um Polyole von Einfachzuckern, wie Sorbit, Mannit, Xylit. Sie enthalten 240 Kalorien (1000 Joule) pro 100 g. Sehr häufige Nebenwirkungen sind Blähungen und Durchfall, wofür eine Dosisabhängigkeit, die individuell verschieden ist, besteht. Neuere Zuckeraustauschstoffe sind Polyole aus Zweifachzuckern, wie Maltit, Lactit, Isomalt (Palatinit) und hydrierte Stärkehydrolysate (ein Gemisch aus Sorbit und Maltit). Sie enthalten ebenfalls 240 Kalorien (1000 Joule) pro 100 g. Auch sie führen oft schon in kleinen Mengen zu Durchfall und Blähungen. Deshalb ist die Deklarierung auf den Etiketten genau zu studieren.
■ Als kalorienhaltiger natürlicher Austauschstoff für Haushaltzucker kann Fruktose (Fruchtzucker) verwendet werden.■ Der Vorteil von Fruchtzucker ist seine gute Süsskraft und bessere Verträglichkeit, auch der geringe Blutzuckeranstieg. Der Kaloriengehalt ist gleich wie der von Zucker (400 Kalorien oder 1700 Joule pro 100 g). Etwa 10–20 g ein- bis zweimal täglich zum Süssen beeinflussen das Blutzuckergleichgewicht nicht wesentlich. Ein weiterer, neuer Zuckeraustauschstoff ist Inulin, ein Polysaccharid der Fruktose, das im letzten Jahrhundert und während der Kriegsjahre vor allem in gerösteter Form als Kaffee-Ersatz (Zichorienkaffee) gedient hat. Heute wird Inulin als leicht süsser Füllstoff vor allem in der Lebensmittelindustrie verwendet (Raftilin, Raftilose). Es enthält weniger als 200 Kalorien (800 Joule) pro 100 g und hat keine blutzuckersteigernde Wirkung. Auch Inulin führt in Mengen von 10–20 g zu Blähungen und gashaltigem Stuhl als Folge der bakteriellen Fermentierung im Dickdarm.
   Achtung: Inulin hat nichts mit Insulin, dem blutzuckersenkenden Hormon aus der Bauchspeicheldrüse (Pankreas) zu tun.
   Ähnliche Eigenschaften wie Inulin hat Polydextrose, ein synthetisches Polysaccharid aus vernetzten Glukosemolekülen. Polydextrose ist nicht süss, sondern ersetzt lediglich die Masse des Zuckers und wird daher zusammen mit Süssstoffen verwendet. Polydextrose kann von den Enzymen des Dünndarms nicht verwertet werden und wird erst im Dickdarm durch Bakterien fermentiert. Polydextrose enthält nur 100 Kalorien (420 Joule) pro 100 g.

Abbau der Kohlenhydrate im Dünndarm und Aufnahme ins Blut

Im Prinzip können nur die einfachen, natürlich oder in raffinierten Produkten vorkommenden Zuckerarten ins Blut aufgenommen (= resorbiert) werden. Die Einfachzucker (wie Trauben- und Fruchtzucker) werden im Dünndarm direkt resorbiert. Die Disaccharide (Zweifachzucker) werden zu einfachen Zuckern abgebaut, ehe sie ins Blut gelangen, was ebenfalls sehr rasch geschieht. ■ Aus diesem Grunde führen alle unmittelbar Traubenzucker bildenden Zucker und andere Zuckerarten, wie z. B. Kristallzucker (weisser und brauner!), Malzzucker und in geringerem Mass Milchzucker, zu einem schnellen Blutzuckeranstieg.■ Fruktose (Fruchtzucker) in Früchten und auch als Bestandteil von Kristallzucker sowie die Galaktose als Bestandteil von Milchzucker führen hingegen nicht zu einem unmittelbaren Blutzuckeranstieg oder Insulinbedarf. In der Leber werden sie zu Glukose (Traubenzucker) umgebaut und als Glykogen gespeichert. Glykogen ist die Speicherform von Stärke in der Leber. Bei Bedarf, z. B. bei einer insulinbedingten Unterzuckerung oder bei Fasten, wird Glykogen wieder zu schnell verfügbarem Traubenzucker abgebaut und ins Blut abgegeben. Auch die komplexe pflanzliche Stärke kann im Darm mehr oder weniger schnell – je nach Zubereitungsart – zu Traubenzucker (Glukose) abgebaut und ins Blut aufgenommen werden.

■ Die Nahrungsfasern können die Resorption (Aufnahme) der Einfachzuckermoleküle aus dem Darm ins Blut verzögern (siehe unter «Die vielfältigen Eigenschaften der Nahrungsfasern»). Für die Geschwindigkeit der Blutzuckerbildung ist auch wesentlich, ob einfache und komplexe Kohlenhydrate für sich allein abgebaut werden (rascher Blutzuckeranstieg) oder zusammen mit Fett und Eiweiss (verzögerter Blutzuckeranstieg).■

«Langsame» und «schnelle» Kohlenhydrate

■ Da der Diabetiker einen schnellen Blutzuckeranstieg vermeiden muss, sind für ihn die sogenannten «langsamen», den Blutzuckeranstieg verzögernden Kohlenhydrate von Bedeutung. «Langsame» Kohlenhydrate sind komplexe Kohlenhydrate mit oder ohne Nahrungsfasern. Diese werden langsamer zu Traubenzucker und anderen Zuckerarten abgebaut als die «schnellen», einfacher gebauten Kohlenhydrate.■ Werden den Kohlenhydraten die Nahrungsfasern durch Verarbeitung entzogen, zum Beispiel bei der Verarbeitung zu Weissmehl oder geschältem und poliertem Reis, so wird der Blutzuckeranstieg im Vergleich zum weniger verarbeiteten, nahrungsfaserreichen Produkt beschleunigt. Tabelle 3 zeigt anhand von Beispielen, welche Nahrungsmittel «langsame» und welche «schnelle» Kohlenhydrate enthalten:

Tabelle 3: Eine Gegenüberstellung von «langsam» und «schnell» blutzuckerbildenden Nahrungsmitteln

Langsame Kohlenhydrate	Schnelle Kohlenhydrate
Vollkornbrot	Weissbrot
Vollkornmehl	Weissmehl
(Soja)Bohnen, Linsen, Erbsen (getrocknet)	Teigwaren
Vollkornreis	Reis geschält und poliert
Spaghetti (auch gewöhnliche)*	
Karotten (Rüebli) roh, Mohrrüben	Karotten gekocht
Beeren	Trauben
Äpfel	Apfelsaft

* Die langen Spaghetti und ihre besondere Konsistenz ergeben eher langsamen Blutzuckeranstieg. Die verbreitete Meinung, Spaghetti erzeugten schnell Blutzucker, ist auf zu viel Spaghetti zurückzuführen.

■ Im allgemeinen sollten die Kohlenhydrate mindestens die Hälfte der täglich zugeführten Energie abdecken. ■ Dabei ist wichtig, dass bei höherem Anteil an Kohlenhydraten besonders auf eine Zufuhr von «langsamen», nahrungsfaserreichen oder komplexen Kohlenhydraten geachtet wird, um den Blutzuckeranstieg zu verzögern. Heute ernähren sich in der westlichen Welt viele Menschen noch überwiegend von fett- und eiweisshaltigen Nahrungsmitteln, während in Entwicklungsländern kohlenhydrathaltige Nahrungsmittel – sie liefern bis 80% der täglich aufgenommenen Kalorien – überwiegen.

Die vielfältigen Eigenschaften der Nahrungsfasern
(alte Bezeichnung: Ballaststoffe)

Nahrungsfasern sind eine besondere Form von Kohlenhydraten, die man als Nicht-Stärke-Polysaccharide bezeichnet. Sie stammen vorwiegend aus den Zellwänden der Pflanzen (z. B. Zellulose) und sind im Dünndarm unverdaulich. Die Nahrungsfasern werden erst im Dickdarm durch die Darmbakterien zu kleinen Fettsäuren abgebaut und zu verschiedenen Gasen fermentiert. Deshalb können sie Blähungen verursachen und leicht abführend wirken.

Als günstig erweisen sich die Nahrungsfasern, weil aufgrund der längeren Kautätigkeit und Verweilzeit der Nahrung im Magen ein länger anhaltendes Sättigungsgefühl entsteht. ■ Die wasserunlöslichen Nahrungsfasern wie zum Beispiel Weizenkleie bewirken ein grösseres Stuhlvolumen und ergeben einen leichteren Stuhlgang. Die wasserlöslichen schleimbildenden Nahrungsfasern, z. B. von Hülsenfrüchten, Vollkorn, Obst und

Beeren, ergeben eine verzögerte Aufnahme der Traubenzuckermoleküle ins Blut und führen damit zu einem langsameren Blutzuckeranstieg.■ Bei der Deklaration auf der Etikette werden wasserlösliche und -unlösliche Nahrungsfasern zusammen in einer Zahl angegeben. Eine stärkere Bindung von Gallensäuren (Grundstoffe zur Cholesterinbildung) an die Nahrungsfasern bewirkt, dass diese vermehrt mit dem Stuhl ausgeschieden werden. Es wird angenommen, dass die im Dickdarm erhöhte Durchgangsgeschwindigkeit von faserreicher Nahrung im Darm die Kontaktzeit mit möglicherweise Dickdarmkrebs erzeugenden Stoffen verkürzt. ■ Auch für den Nichtdiabetiker ist ein verzögerter, flacher Blutzuckeranstieg günstig, weil das Hungergefühl als Folge eines Blutzuckerabfalles weniger ausgeprägt ist und später einsetzt.■

Unangenehm sind die bei der Verdauung einer zu grossen Menge faserreicher Nahrung auftretenden Blähungen infolge der Gasbildung im Dickdarm. Sie dauern allerdings nur einige Stunden. Ungünstig könnte sich auswirken, dass Nahrungsfasern Mineralstoffe wie Kalzium, Eisen, Magnesium, Zink u.a. angeblich binden und dadurch ihre Aufnahme ins Blut hemmen, eine These, die allerdings nicht von allen Experten gestützt, sondern der sogar widersprochen wird.

■ Wenn aus verschiedenen Gründen Blähungen oder Durchfall besteht oder eine Dickdarmentzündung vorliegt, müssen die Nahrungsfasern eingeschränkt oder auch vorübergehend gemieden werden, weil der Dickdarm unter diesen Bedingungen die Faserstoffe nicht mehr gleich gut abbauen kann. Die faserarme «Stopfkost» wird als «schlackenarm» bezeichnet.■

Um die günstige Nahrungsfaserwirkung auszunutzen, empfiehlt sich ein vermehrter Konsum von Vollkornprodukten, Hülsenfrüchten, Gemüse und Obst. Besonders die stark faserreichen getrockneten Hülsenfrüchte eignen sich zu diesem Zweck, entsprechen jedoch als alltägliches Hauptgericht nicht unseren mitteleuropäischen Essgewohnheiten. Anzustreben wäre eine Ernährung, die zirka 30–35 g Nahrungsfasern pro Tag enthält (bzw. 15 g Nahrungsfasern pro 1000 kcal/4.2 MJ). BIGA-Haushaltrechnungen haben ergeben, dass die Schweizer Bevölkerung im Mittel nur 20 g Nahrungsfasern pro Tag einnimmt.[5] Eine Erhöhung des Nahrungsfasergehaltes von 19 g auf 27 g in der täglichen Nahrung bei Diabetikern führte dazu, dass weniger blutzuckersenkende Medikamente eingenommen werden mussten (eigene Untersuchungen).

Tabelle 4 gibt einen Überblick über die faserreichen Nahrungsmittel, die für den Diabetiker praktische Bedeutung haben.

---

[5] T. Teuscher, A. Teuscher: Nährstoffkonsum und Diabetesernährung in der Schweiz (1950–1990), in: Dritter Schweizerischer Ernährungsbericht (1991), Bundesamt für Gesundheitswesen, S. 308–317, Eidg. Druck- und Materialzentrale EDMZ, 3003 Bern.

Tabelle 4: Faserreiche Nahrungsmittel, mit vorwiegend komplexen Kohlenhydraten und einem langsamen Blutzuckeranstieg

Nahrungsmittel	Beispiele
Hülsenfrüchte (getrocknet):..	Erbsen, weisse und rote Bohnen, Linsen
Vollkornbrot:.............	Darvida, Knäckebrot, Kleiebrot
Vollkorngetreide:.........	Vollkornmehl, Vollkornteigwaren, Haferflocken, Hafergrütze, Haferkleie, Hirse, Gerste, 7-Korn-Flocken, ungezuckerte Bircherflockenmischungen, Vollkorngebäck, ungezuckerte Vollkornriegel
Kartoffeln:...............	Schalenkartoffeln
Gemüse:................	alle Gemüse (Ausnahme: gekochte Karotten)
Salate:..................	Karotten (Rüebli) roh, Sellerie, Randen (rote Beete), Bohnen usw.
Obst:...................	möglichst roh, mit Schale und Kernen

Der Blutzuckerindex (glykämischer Index) von Nahrungsmitteln

Die Blutzuckerkurve einer Nahrungsmittelmenge, enthaltend 50 g resorbierbare Kohlenhydrate, wird bei Gesunden oder bei nicht-insulinabhängigen Diabetikern im Experiment über eine vorgegebene Zeitperiode (z. B. 3 Stunden) bestimmt und die gemessene Blutzuckerfläche mit derjenigen von 50 g Traubenzucker oder 100 g Weissbrot = 50 g resorbierbare Glukose (Blutzuckerindex = 100%) verglichen. Die Verhältniszahl, ausgedrückt in Prozenten, ist der Blutzuckerindex des geprüften Nahrungsmittels. Je tiefer die Indexzahl ist, um so flacher verläuft der Blutzuckeranstieg. Anstelle der Blutzuckerfläche kann der Blutzucker-Ausgangswert mit dem Blutzucker 90 Minuten nach der letzten Mahlzeit verglichen werden. Der Blutzuckerindex misst somit die Geschwindigkeit des Blutzuckeranstiegs eines bestimmten Nahrungsmittels für sich allein oder in einer Mahlzeit im Vergleich zu Weissbrot (= 100%). Er ist von verschiedenen Faktoren abhängig: Nahrungsfasergehalt, Komplexität der Stärke, Verarbeitung und Zubereitung, Temperatureinflüsse, Löslichkeit usw.

Nahrungsmittelversuche haben interessanterweise ergeben, dass die Geschwindigkeit des Blutzuckeranstiegs von 50 g Weissbrot (= 25 g Stärke) verglichen mit 25 g Traubenzucker, also bei gleichen Glukosemengen, praktisch identisch ist, nämlich 100%.

Abb. 1, S. 30

■ Der Blutzuckerindex ist ein gutes Mass für die Steilheit des Blutzuckeranstiegs, um verschiedene Nahrungsmittel mit gleichwertigem Kohlenhydratgehalt zu vergleichen. Diabetiker und Ernährungsbewusste sollten vor allem die Nahrungsmittel mit tiefem Blutzuckerindex wählen.■ Unerwartet ist der relativ «günstige» Blutzuckerindex von Kristallzucker (die Hälfte ist Fruchtzucker ohne direkten Blutzuckeranstieg) und Schokolade (Verzögerung durch den hohen Fettgehalt).

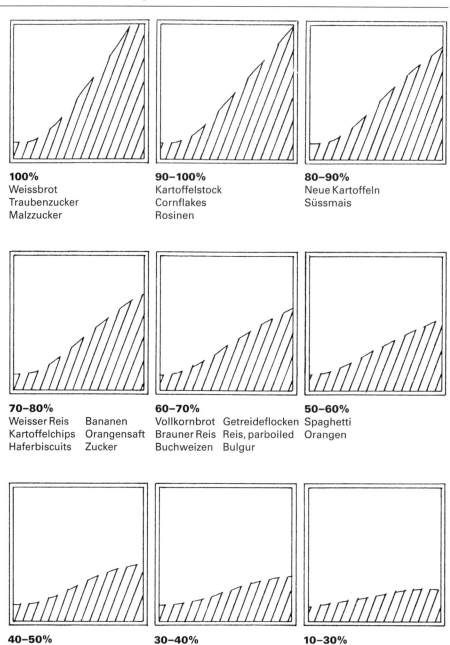

100%
Weissbrot
Traubenzucker
Malzzucker

90–100%
Kartoffelstock
Cornflakes
Rosinen

80–90%
Neue Kartoffeln
Süssmais

70–80%
Weisser Reis   Bananen
Kartoffelchips   Orangensaft
Haferbiscuits   Zucker

60–70%
Vollkornbrot   Getreideflocken
Brauner Reis   Reis, parboiled
Buchweizen   Bulgur

50–60%
Spaghetti
Orangen

40–50%
Getrocknete   Milch
Bohnen   Joghurt
Hülsenfrüchte   Äpfel
Kichererbsen

30–40%
Linsen
Gerste
Frischkornmüesli

10–30%
Sojabohnen
Fruchtzucker
Erdnüsse

Abb. 1
Der Blutzuckerindex (100–10%) gibt die Geschwindigkeit des Blutzuckeranstiegs von gleich
grossen Stärke- und Zuckerartenmengen im Vergleich zu Weissbrot an.

Nahrungsfasern   **Umwandlung in Blutzucker**   **Blutzuckeranstieg**
langsame Kohlenhydrate

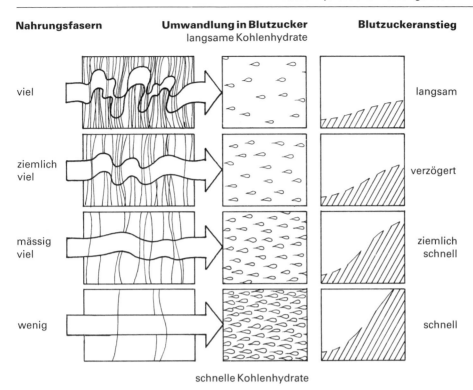

schnelle Kohlenhydrate

Abb. 2
«Rasche» oder «schnellwirkende» und «langsame» oder «langwirkende» Blutzuckerbildner.
Der Blutzuckeranstieg ist bedingt durch die Geschwindigkeit der Glukoseaufnahme ins Blut
aus verdaubarer Stärke und Zuckerarten: Je höher der Gehalt an Nahrungsfasern oder je
komplexer die Kohlenhydrate, desto flacher ist der Blutzuckeranstieg.

Die wegen ihres relativ hohen Kohlenhydratgehaltes früher nicht empfohlenen Hülsenfrüchte haben wegen des hohen Fasergehaltes einen günstigen = tiefen Blutzuckerindex und sind daher für die Ernährung des Diabetikers besonders geeignet. Abb. 2

Zucker und zuckerhaltige Nahrungsmittel können von Diabetikern unter besonderen Umständen genommen werden, z. B. als Kalorienquelle bei Niereninsuffizienz, bei starker Einschränkung der Ernährung, bei Erkrankungen und nach Operationen. Besonders notwendig werden sie für die Behebung von Hypoglykämien (Unterzuckerungen). Bei festlichen und nicht alltäglichen Gelegenheiten sind kleinere Zuckermengen und andere Zuckerarten sowie zuckerhaltige Nahrungsmittel gestattet, wenn sie im Rahmen einer diabetesgerechten Mahlzeit und unter Anrechnung in der Diabetesdiät (10 g Zucker u. a. = 1 Kohlenhydratwert als Brot- oder Obstwert) genommen werden.

■ □ □

Konsistenz der Nahrung und Blutzuckeranstieg

Fruchtsäfte enthalten verschiedene Zuckerarten in gelöster Form, die rascher ins Blut aufgenommen werden, als dies bei **ganzem Frischobst** der Fall ist.

Abbildung 3 zeigt das unterschiedliche Verhalten von Apfel und Apfelsaft.

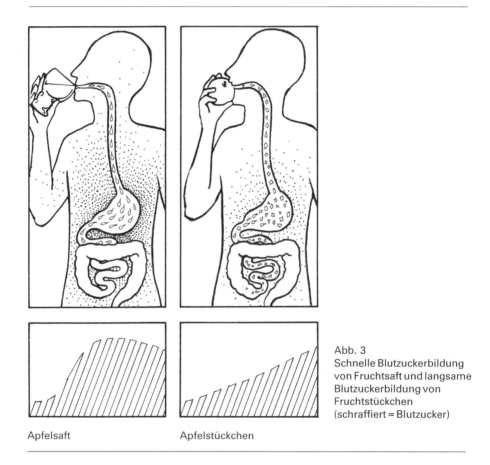

Apfelsaft   Apfelstückchen

Abb. 3
Schnelle Blutzuckerbildung von Fruchtsaft und langsame Blutzuckerbildung von Fruchtstückchen (schraffiert = Blutzucker)

Auch die **Zubereitungsart** eines Nahrungsmittels hat einen grossen Einfluss auf den Blutzuckeranstieg. **Rohe** kohlenhydrathaltige Nahrungsmittel (Salate, Gemüse, Früchte) ergeben einen langsamen, **wenig gekochte** (z. B. Kompotte) einen mittelschnellen und **stark erhitzte** (z. B. Kartoffelstock) einen noch schnelleren Blutzuckeranstieg. Das Stärkekorn wird durch Hitze aufgebrochen und zerfällt rascher in Glukose. Haferflocken ergeben als Müesli einen langsameren Blutzuckeranstieg, als Porridge (Haferbrei) gekocht jedoch einen schnelleren. Bei verarbeiteten, stark erhitzten Getreideflocken (wie z.B. Cornflakes) wird die Stärke noch schneller abgebaut und gibt im Vergleich zu den natürlichen Getreideprodukten einen rascheren Blutzuckeranstieg.

In **Wasser aufgelöster Zucker** (Kristallzucker) und andere Zuckerarten, wie Trauben- und Fruchtzucker, aber auch der Milchzucker in der Milch, werden schneller resorbiert, was zu einem rascheren Blutzuckeranstieg führt. Das Trinken eines Mineralwassers, eines Glases Wein oder mehr bei einer Mahlzeit kann zu einer Verbesserung der Löslichkeit von Zuckerteilchen im Dünndarm führen. Auch beschleunigt Flüssigkeit den Transport des zuckerteilchenhaltigen Speisebreis aus dem Magen in den Dünndarm. Auffallend ist, dass viele Diabetiker nach Weingenuss mehr Zucker im Blut oder Urin finden, was sie dem Rot- oder Weisswein direkt zuschreiben. Eine bekannte Tatsache ist aber auch die durch Alkohol gehemmte Glukoseneubildung in der Leber, was zu einem plötzlichen Blutzuckerabfall führen kann. Hier können nur persönliche Erfahrungen darüber Aufschluss geben, welchen Einfluss ein Getränk zu einer Mahlzeit auf den Blutzucker hat.

Die vier Kohlenhydratgruppen in der Diabetesernährung

Die Kohlenhydrate lassen sich vier Nahrungsmittelgruppen zuteilen, die im sogenannten Wertesystem unserer Diabetesernährungspläne verwendet werden. ■ Jeder Wert bezeichnet eine bestimmte Menge eines kohlenhydrathaltigen Nahrungsmittels in Gramm, das nach Nährwerttabellen 10 g Stärke oder Zuckerarten liefert. Ein ähnliches Wertesystem gilt auch für Eiweiss und Fett.■ Abb. 4, S. 34

Es ist zu beachten, dass die Milchgruppe neben Kohlenhydraten (Milchzucker) relativ viel Eiweiss und Fett enthält. Diese beiden letzten Komponenten beeinflussen entscheidend den Kalorien(Joule)gehalt der Milch und der Milchprodukte. Sie müssen im Rahmen der «Eiweiss-» und «Fettwerte» in die Diät mit einbezogen werden. Fett und Eiweiss führen aber nicht direkt zu Blutzucker.

■□□

Brotgruppe

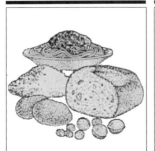

vorwiegend Stärke und
Nahrungsfasern, aber auch
Eiweiss

Gemüsegruppe

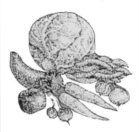

vorwiegend Stärke,
Nahrungfasern
und Einfachzucker

Obstgruppe

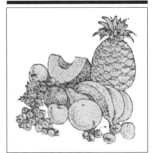

Zuckerarten wie Frucht-
und Traubenzucker, auch
etwas Saccharose und
Nahrungsfasern

Milchgruppe

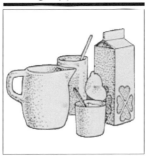

Milchzucker, aber auch Fett
und Eiweiss

Abb. 4
Die vier
Kohlenhydratgruppen

Stärkereiche Nahrungsmittel, aufgeführt in «Brotwerten»:

Brot, Getreide, Getreideprodukte, Kartoffeln, Hülsenfrüchte, Kastanien

Die Brotgruppe: «Brotwerte» = BW
1 Brotwert = 10 g Kohlenhydrate

In der Brotgruppe werden die verschiedenen, meist stärkereichen Brot-
sorten, Getreide- und Getreideprodukte einschliesslich Hirse, Spaghetti,
Teigwaren, Kartoffeln, Reis, Mais, Hülsenfrüchte und Kastanien aufgeführt. Die Hülsenfrüchte (getrocknet) enthalten viel Stärke; sie bilden
jedoch langsamer Blutzucker wegen des hohen Nahrungsfasergehaltes.

■□□

Ein «Brotwert» entspricht einer stärkereichen Nahrungsmittelportion (und nicht nur Brot), die 10 g Kohlenhydrate – überwiegend Stärke – enthält. Beispiele: Einem Brotwert entsprechen ein Stück Weiss- oder Ruchbrot zu 20 g, ein Stück Roggenvollkornbrot zu 25 g oder ein 15 g Knäckebrot.[6] ■ Bei den Brotwerten handelt es sich allgemein um besonders kohlenhydratreiche Nahrungsmittel, die einen hohen Gesamtstärkegehalt aufweisen und daher viel Blutzucker bilden.■ Aus diesem Grunde ist es wichtig, die Mengen dieser Nahrungsmittelgruppe genau einzuhalten.

Der Blutzuckeranstieg (= Blutzuckerindex im Verhältnis zu Weissbrot) der verschiedenen, dieser Gruppe angehörenden Nahrungsmittel ist unterschiedlich. Ziemlich viele Nahrungsmittel, die zu den «Brotwerten» gerechnet werden, weisen einen hohen Fasergehalt auf (z. B. Vollkornprodukte, Hülsenfrüchte), der den sonst raschen Abbau der Stärke zu Glukose im Darm verzögert und die Resorption ins Blut verlangsamt.

■ Weil Fett wegen der Vorbeugung gegen Herz-Kreislauf-Krankheiten zunehmend aus der modernen Diabetesdiät verdrängt wird, eignen sich als Energieersatz die nahrungsfaserreichen und komplexen Kohlenhydrate.■

Nahrungsmittelkunde

Brot, Getreideprodukte

Grundlagen der Vollwerternährung	**Empfehlungen für Diabetiker, Herz-Kreislauf-Gefährdete und Ernährungsbewusste**
– Sie haben einen hohen Stärkeanteil und können reich an Nahrungsfasern sein.	– Sie haben einen hohen Stärkeanteil, der reinen Traubenzucker und somit reichlich Blutzucker ergibt.
– Sie enthalten wichtige Vitamine und Mineralstoffe.	– Zuviel Brot und mehlhaltige Speisen ergeben zuviel Blutzucker.
– Vollkornbrot und Vollkorngetreideprodukte enthalten hungerhemmende und die Darmentleerung erleichternde Nahrungsfasern.	– Diabetiker nehmen besser Vollkornbrot und Müesli, die zu einem langsameren Blutzuckeranstieg führen.
– Eiweiss und Fett sind in kleineren Mengen mitenthalten.	– Brote und Getreideprodukte mit hohem Nahrungsfaseranteil sind zu empfehlen, weil der Blutzucker weniger schnell ansteigt.

[6] Die 6. Auflage 1989 unserer Diabetesernährungspläne enthält noch die seit Jahrzehnten gebräuchlichen Mengenangaben für einen Brotwert: 15 g Weissbrot, 20 g Vollkornbrot, 12 g Knäckebrot. Die neuen Nährwerttabellen (Referenzwerke sind im 3. Teil, Kapitel 15, angeführt) geben höhere Brotmengen für 10 g Kohlenhydrate an: 20 g Weissbrot, 25 g Vollkornbrot, 15 g Knäckebrot. S. 118
Hier muss betont werden, dass Nährwertangaben für Kohlenhydrate, Eiweiss und Fett je nach Auswahl der Stichprobe und der Analysenmethodik zum Teil beträchtlichen Schwankungen unterliegen und die Grammangaben nur den gerundeten Mittelwerten entsprechen.

■□□

Kartoffeln

Grundlagen der Vollwerternährung	**Empfehlungen für Diabetiker, Herz-Kreislauf-Gefährdete und Ernährungsbewusste**
– Sie enthalten viel Stärke, wenig Eiweiss und kaum Fett.	– Günstig sind Schalenkartoffeln wegen flacheren Blutzuckeranstiegs.
– Wichtigste Vitamine sind B-Vitamine und Vitamin C.	– Risiko: Zuviel Kartoffeln geben zuviel Blutzucker.
– Wichtigster Mineralstoff ist das Kalium.	– Kartoffelstock (Kartoffelbrei) gibt raschen Blutzuckeranstieg.
– Bei schonender Zubereitung bleiben diese Vitamine und Mineralstoffe erhalten (also z. B. Schalenkartoffeln).	– Nachteil heute für Diabetiker mit erhöhtem Blutfett: Die verarbeiteten Kartoffelprodukte (Frites, Chips) enthalten (viel) Fett.

Hülsenfrüchte

Grundlagen der Vollwerternährung	**Empfehlungen für Diabetiker, Herz-Kreislauf-Gefährdete und Ernährungsbewusste**
– Getrocknete Hülsenfrüchte (gelbe Erbsen, Bohnen, Linsen, Sojabohnen) haben einen hohen Kohlenhydratanteil.	– Hülsenfrüchte sind ballaststoffreich = reich an wasserlöslichen gelbildenden Nahrungsfasern mit gutem Sättigungseffekt. Der Blutzuckeranstieg erfolgt dadurch flacher, und der Blutzucker hält länger auf einem günstigen Niveau an als mit den meisten stärkereichen Kohlenhydraten.
– Sie enthalten besonders viele wertvolle pflanzliche Eiweisse, die zur Bildung des körpereigenen Eiweisses wichtig sind. Soja kann als Fleischersatz dienen, weil ihr Eiweiss in der Zusammensetzung dem tierischen am nächsten kommt; auch enthält Soja mehr Eisen.	

Zu den Hülsenfrüchten zählen:

Bohnen

Flageoletbohnen	hellgrün, nierenförmig
Kidneybohnen	(auch Indianerbohnen genannt) dunkelrot-kastanienbraun
Borlottibohnen	rot gesprenkelt
Soissonbohnen	weiss, gross, flach
Weisse Bohnen	(auch Perlbohnen genannt) klein, rundlich

Erbsen

Erbsen grün	ganze oder halbe, oft auch als Brei
Erbsen gelb	ganze oder halbe
Kichererbsen	haselnussförmig

Linsen

Rote Linsen	(auch ägyptische Linsen) klein, flach, orange
Grüne Linsen	bessere Qualität
Puylinsen	grün gesprenkelt, beste Linsensorte

■□□

Soja

Sojabohnen	(auch gelbe Sojabohnen genannt)
	werden zu «Tofu» verarbeitet
Grüne Sojabohnen	zum Keimen, kleiner als die gelben
Rote Sojabohnen	oval, rundlich, dunkelrot, beste Qualität

Austauschwerte [7]

Brotwerte

Ein Brotwert (BW) in Form der folgenden stärkereichen Nahrungsmittel **enthält zirka 10 g Kohlenhydrate** und zirka 50 Kalorien (210 Joule). Besonders nahrungsfaserreiche Lebensmittel **(Nahrungsfasergehalt mehr als 3%)** sind hervorgehoben.

Brote und Teige

30 g	**Sojabrot**
25 g	**Vollkorn-, Graham-, Kleie-, Schrotbrot, Pumpernickel**
20 g	Ruch-, Weiss- und Halbweissbrot, Brötchen, Wecken, Weggli, Züpfe, Gipfel
15 g	**Knäckebrot, Darvida, Blévita,** Zwieback
25 g	Kuchenteig
30 g	Blätterteig

Kartoffeln

60 g	Durchschnittswert für Kartoffeln (Salzkartoffeln, **geschwellte Kartoffeln = Pellkartoffeln, Ofenkartoffeln,** Kartoffelstock = Kartoffelpurée)
60 g	Rösti, Bratkartoffeln (enthalten Fett!)
30 g	Pommes frites (enthalten Fett!)
20 g	Pommes-Chips (enthalten Fett!)

Hülsenfrüchte, Getreide, Getreideprodukte, Kastanien

Rohgewicht:

20 g	Hülsenfrüchte (getrocknet): **Linsen, gelbe Erbsen, weisse Bohnen, Soissonbohnen, Kichererbsen, Kidneybohnen**
15 g	Mehl (**Ruchmehl,** Weissmehl), **Haferflocken, Hafergrütze, Hirse, Gerste, Griess, Maisgriess,** Reis, **Vollkornreis** u.a. **Getreidekörner,** Spaghetti, Teigwaren, **Vollkornteigwaren,** ungezuckerte **Vollkornflockenmischungen** (ohne Berechnung von Malzzuckerzusatz und Dörrobst)
30 g	**Kastanien mit Schale**

Gekochtes Gewicht:

70 g	**Linsen, weisse Bohnen***
60 g	**Polenta (Maisgriess)**
50 g	Spaghetti, Teigwaren, Reis
40 g	sonstige oben angeführte Produkte, z. B. **Kichererbsen***

* Hülsenfrüchte roh abwägen. Ein Durchschnittswert für gekochte Hülsenfrüchte kann nicht angegeben werden, da die Unterschiede zu gross sind (z.B. 40 g gekochte Kichererbsen, aber 70 g gekochte weisse Bohnen).

---

[7] Die Grammangaben der Austauschwerte und der Nährwerttabellen im 3. Teil, Kapitel 15, S. 119–123 sind für praktische Zwecke auf- oder abgerundet.

■☐☐

Kohlenhydratarme-faserreiche Gemüse, aufgeführt in «Gemüsewerten»:

Gemüse und Salate: «freie» und zu «berechnende»

Die Gemüsegruppe: «Gemüsewerte» = GW
1 Gemüsewert = 10 g Kohlenhydrate

Auch Gemüse enthalten vorwiegend natürliche Zuckerarten und Stärke als Energiequellen. Man unterscheidet «zuckerreiche» (5% und mehr Kohlenhydrate = 5 g in 100 g Gemüse und mehr), d. h. zu «berechnende» Gemüse und «freie», das heisst «nicht zu berechnende» Gemüse und Salate mit weniger als 5% Kohlenhydratgehalt. ■ Der hohe Nahrungsfasergehalt und der relativ tiefe Kohlenhydratgehalt bewirken einen langsamen Blutzuckeranstieg.■ Gemüse sind deshalb besonders günstig für Diabetiker. Für die meisten Sorten gilt keine Einschränkung, das heisst, sie müssen nicht abgewogen werden. Dazu kommt, dass der oft hohe Nahrungsfasergehalt (Pflanzenzellwände) den Stärkeabbau im Darm verlangsamt und damit den Blutzuckeranstieg verzögert.

Nahrungsmittelkunde

Gemüse

Grundlagen der Vollwerternährung	Empfehlungen für Diabetiker, Herz-Kreislauf-Gefährdete und Ernährungsbewusste
– Die Gemüse enthalten in üblichen Portionen weniger Kohlenhydrate als Brot und Obst.	– Die Gemüse fallen bezüglich Blutzucker von allen Kohlenhydratgruppen am wenigsten ins Gewicht.
– Sie sind reich an Nahrungsfasern.	– Für die meisten Gemüse gilt keine Mengenbeschränkung; die kohlenhydratreicheren werden in der Diät angerechnet.
– Sie sind reich an Mineralstoffen und Vitaminen.	
– Die meisten Gemüse sind kalorienarm und haben fast keinen Fettgehalt.	– Rohes Gemüse stillt den Hunger, falls er nicht durch einen zu tiefen Blutzucker verursacht wird.

Austauschwerte

Gemüsewerte: «freie» und zu «berechnende» Gemüse

Eine Portion zu «berechnende» Gemüse enthält in der Regel **1–2 Gemüsewerte = zirka 10–20 g Kohlenhydrate** und zirka 50–100 Kalorien (210–420 Joule).

1 GW–2 GW	zu «berechnende» Gemüse*
65–130 g	Maiskörner (Süssmaiskolben)
80–160 g	frische grüne Erbsen
	Kefen
120–240 g	Randen (rote Rüben)
200–400 g	Bohnen
	Kürbis
	Rüebli (Karotten)
	Sojasprossen
	weisse Rüben
1–2 dl	frische Gemüsesäfte von: Rüebli (Karotten), Sellerie, Randen usw.

* Gemüse gerüstet, roh oder gedünstet gewogen

Kohlenhydratarme Gemüse und Salate (Kohlenhydratanteil in der Regel weniger als 5%) können **zusätzlich in beliebigen Mengen** gegessen werden.

«freie» Gemüse

Artischocken	Pâtisson	**Blattsalate:**
Auberginen	Peperoni	Chicorée
Bambussprossen	Pilze	Chinakohl
Bleich-/Stangensellerie	Radieschen	Endivien
Blumenkohl	Rettich	Eisbergsalat
Broccoli	Rosenkohl	Kopfsalat
Fenchel	Rotkraut	Kraussalat
Gurken	Sauerkraut	Kresse
Kabis, Kohl	Sauerrüben	Lollosalat
Knollensellerie	Schwarzwurzeln	Nüsslisalat
Kohlrabi	Spargeln	Zuckerhut
Krautstiele	Spinat	
Lattich	Tomaten, Tomatensaft	
Lauch	Zucchetti	
Mangold	Zwiebeln	

Obst enthält ein Gemisch von Zuckerarten unterschiedlicher Zusammensetzung, aufgeführt in «Obstwerten»:

Einheimisches Obst, Südfrüchte und Säfte

> Die Obstgruppe: «Obstwerte» = OW
> 1 Obstwert = 10 g Kohlenhydrate

In «Obstwerten» sind Früchte und Fruchtsäfte angegeben, die 10 g Zuckerarten als unterschiedliche Mischung von Traubenzucker (Glukose), Fruchtzucker (Fruktose) und Zucker (Saccharose) enthalten. Die verschiedenen Früchte unterscheiden sich auch im Nahrungsfasergehalt. Dies wirkt sich unterschiedlich auf den Blutzuckeranstieg aus. Zu einem flache-

■□□

Abb. 5

ren Blutzuckeranstieg führen Äpfel, Birnen und Beeren, zu einem steileren die saftreichen Orangen, Mandarinen, Clementinen, Trauben, Kirschen; dasselbe gilt für die Bananen. Als Zwischenmahlzeit (und Ersatz für Süssigkeiten) ist die erste Gruppe besser geeignet. Die zuckerartenreiche Gruppe eignet sich eher als Nachspeise zu den Hauptmahlzeiten, weil sie bei vollem Magen langsamer abgebaut wird als bei leerem. Alle Obstsorten eignen sich, den Blutzuckergehalt unter Insulin- oder Tablettenbehandlung zu halten oder nach einer Unterzuckerung wieder ansteigen zu lassen.

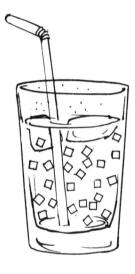
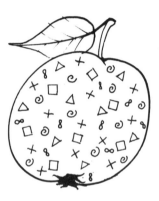

2 Deziliter mit Zucker gesüsstes Mineralwasser enthält:

= 20 Gramm Kohlenhydrate
= raffinierter Zucker

= **ungünstig:**
rascher Blutzuckeranstieg
keine Vitamine
keine Mineralstoffe

1 Apfel zu 200 Gramm enthält:

= 20 Gramm Kohlenhydrate
= buntes Muster von Zucker- und
anderen Zuckerarten, Nahrungsfasern,
Vitaminen und Mineralstoffen

= **günstig:**
langsamer Blutzuckeranstieg
liefert verschiedene wichtige
Vitamine und Mineralstoffe

Abb. 5
Natürlicher Zucker und andere Zuckerarten ergeben als Frischobst langsameren Blutzuckeranstieg als gesüsstes Mineralwasser mit zugesetztem, raffiniertem Zucker (Saccharose). Fruchtsäfte enthalten noch einen Teil der wasserlöslichen Faserstoffe (Pektine) des frischen Obstes.

Nahrungsmittelkunde

Obst

Grundlagen der Vollwerternährung	**Empfehlungen für Diabetiker, Herz-Kreislauf-Gefährdete und Ernährungsbewusste**
– Obst enthält reichlich und verschiedene Kohlenhydrate.	– Obst sollte täglich genossen werden.
– Alle Früchte enthalten viel Kalium. Steinobstarten sind reich an Vitamin A (Carotin).	– Es stellt eine geeignete Zwischenmahlzeit mit mittlerem Blutzuckeranstieg dar. Äpfel und Birnen eignen sich besonders für Diabetiker unter Insulinbehandlung zur Aufrechterhaltung des Blutzuckers.
– Beeren und Zitrusfrüchte sind Vitamin-C-Lieferanten.	– Beeren enthalten Pektine, gelierende Faserstoffe, die zu verlangsamtem Blutzuckeranstieg führen.
– Obst sollte täglich gegessen werden und eignet sich ideal als Zwischenmahlzeit.	– Weil die moderne Diabetesdiät weniger Fettkalorien enthält, kann frisches Obst als «Kalorienfüller» verwendet werden.
– Obst sollte nur kurz unter fliessendem Wasser abgespült und nicht gewässert werden.	
– Saisonangebot beachten.	
– Nüsse enthalten viel Fett.	

Da die exotischen Früchte wie Mango, Kiwi, Ananas immer mehr Eintritt in unsere alltägliche Ernährung finden, sind sie unter den Austauschwerten ebenfalls aufgeführt.

Austauschwerte

Obstwerte

Ein Obstwert (OW) enthält zirka 10 g Kohlenhydrate und zirka 50 Kalorien (210 Joule).

Einheimisches Obst

mit Schale und Stein gewogen (Kaufgewicht)		ohne Schale und Stein gewogen (essbares Gewicht)
90 g	Äpfel	80 g
110 g	Aprikosen	100 g
85 g	Birnen	80 g
140 g	Brombeeren	140 g
160 g	Erdbeeren	160 g
140 g	Heidelbeeren	140 g
140 g	Himbeeren	140 g
140 g	rote Johannisbeeren	140 g
110 g	weisse Johannisbeeren	110 g
100 g	schwarze Johannisbeeren	100 g
80 g	Kirschen (süss)	70 g
95 g	Kirschen (sauer)	85 g
70 g	Mirabellen	65 g

■□□

Einheimisches Obst

mit Schale und Stein gewogen (Kaufgewicht)		ohne Schale und Stein gewogen (essbares Gewicht)
85 g	Nektarinen	75 g
140 g	Quitten	120 g
95 g	Pflaumen	90 g
115 g	Pfirsiche	105 g
130 g	Preiselbeeren	130 g
80 g	Reineclauden	75 g
120 g	Stachelbeeren	120 g
60 g	Trauben	60 g
90 g	Zwetschgen	85 g

frei: Rhabarberkompott (ohne Zucker)

Zitrus-, Süd- und Tropenfrüchte

140 g	Ananas	75 g
70 g	Bananen	45 g
150 g	Clementinen	100 g
75 g	frische Feigen	75 g
170 g	Granatapfel	60 g
170 g	Grapefruit	110 g
100 g	Honigmelone	80 g
70 g	Kaki	60 g
335 g	Karambole	285 g
105 g	Kiwi	90 g
90 g	Litchi	60 g
150 g	Mandarinen	100 g
110 g	Mango	80 g
150 g	Orangen	110 g
580 g	Papaya	420 g
120 g	Passionsfrucht	75 g
275 g	Wassermelone am Stück	120 g
190 g	Zitronen	120 g
1 dl	ungezuckerte Fruchtsäfte wie:	Grapefruit, Orangensaft, naturreiner Apfelsaft/Süssmost

Milchzucker wird in «Milchwerten» aufgeführt; daneben enthalten Milch und Milchprodukte Fett und Eiweiss:

Milch, Joghurt, Kefir

Die Milchgruppe: «Milchwerte» = MW

1 Milchwert = 10 g Kohlenhydrate
+ ca.   7 g Eiweiss
+ ca. 1–7 g Fett

Die Milchgruppe umfasst Milch, Joghurt und Kefir. Sie wird wegen des Milchzuckers zu den Kohlenhydraten gerechnet. Wegen des Milchfett- und Eiweissgehaltes wird die Milchgruppe zusätzlich im Rahmen der «Fett-» und «Eiweisswerte» mit einbezogen.

Milchzucker enthält nur zur Hälfte Traubenzucker, der Blutzucker bildet. Die andere Hälfte ist Galaktose, die nicht unmittelbar zum Blutzuckeranstieg führt. Im Joghurt ist der Milchzucker nach neueren Untersuchungen zu etwa 30% fermentiert, d.h. von Milchsäurebakterien zu Milchsäure abgebaut worden. Vom effektiv blutzuckerwirksamen Milchzuckeranteil, der Glukose aus gesehen, entsprechen 180 g (ein «Normal-Becher») Joghurt nature noch knapp 5 g Glukose. Deshalb ist Joghurt nature besonders günstig für Diabetiker. Sog. «Früchte-Joghurts» können erhebliche Zusätze von Zuckerarten aus natürlicher Quelle (Fruchtkonzentrate) enthalten. In den meisten Nährwerttabellen – so auch in unseren Diabetesernährungsplänen – werden 2 Deziliter Milch 200 g Joghurt nature gleichgesetzt.

Fettverminderte Milch (Trinkmilch) und fettarme Milch sowie Magermilch und teilentrahmte Joghurts weisen im frischen Zustand gleichviel Milchzucker auf wie die Vollmilch und Vollmilch-Joghurts.

Milch, Joghurt und Kefir enthalten reichlich Kalzium und Vitamin D, die auch der Diabetiker in genügender Menge nehmen muss. Joghurt, aber auch Käse kann anstelle von Milch als Kalziumspender verwendet werden.

Nahrungsmittelkunde

Milch und Milchprodukte

Grundlagen der Vollwerternährung

- Milch und Milchprodukte (Joghurt, Kefir) sollten täglich konsumiert werden.
  Sie enthalten fast alle für den Menschen notwendigen Nährstoffe.

- Milch ist reich an Kohlenhydraten, Eiweiss, Vitaminen, Mineralstoffen und Spurenelementen.

- Vollmilch enthält aber auch 35–40 g Fett pro Liter.

- 1 Liter Milch enthält 1 g Kalzium. Milch, Joghurt oder Käse werden zur Vorbeugung gegen Knochenentkalkung (Osteoporose) empfohlen.

- In allen Altersgruppen sollten pro Tag 6 Deziliter Milch oder die entsprechende Menge in Form von Milchprodukten (Joghurt, Käse) eingenommen werden. Emmenthaler, Gruyère und Tilsiter enthalten bis 1 g Kalzium pro 100 g.

Empfehlungen für Diabetiker, Herz-Kreislauf-Gefährdete und Ernährungsbewusste

- Bei einem Tageskalorienbedarf von 1600 kcal (6,7 MJ) und darüber sollten 6 dl Milch pro Tag eingenommen werden (0,6 g Kalzium) oder die entsprechende Menge Milchprodukte, z. B. 60 g Käse = 0,6 g Kalzium.

- Diabetiker und andere Risikoträger weisen im Vergleich zur Normalbevölkerung durchschnittlich höhere Blutcholesterin- und Blutfettwerte auf.
  Wenn dies der Fall ist, kann fettverminderte Milch oder Magermilch genommen werden. Der Kalziumgehalt ist bei dieser gleichhoch wie bei der Vollmilch.

Austauschwerte

Milchwerte

Ein «Milchwert» (MW) enthält zirka 10 g Kohlenhydrate, zur Hälfte Traubenzucker und zur Hälfte Milchzucker (Galaktose), 7 g Eiweiss und 1–7 g Fett, entsprechend zirka 100 Kalorien (70–130) oder 420 Joule (290–550) je nach Fettgehalt. Bei Joghurt erfolgt je nach Dauer der Lagerung ein fermentativer Abbau des Milchzuckers, der nicht berücksichtigt wird.

Milch und Milchprodukte

2 dl	Vollmilch (3,5% Fett), teilentrahmte Milch (2,8% Fett), Magermilch (0% Fett), nordische Sauermilch (rahmangereichert, 12% Fett), Sauermilch aus Vollmilch (3,5% Fett), Buttermilch (0% Fett)
2 dl	Light-Crème (mit speziell kohlenhydratarmem Crèmepulver = 200 g)
1 B.	Fruchtjoghurt mit Süssstoff (180–200 g)
1 B.	Joghurt nature, Kefir teilentrahmt (180–200 g)
1 B.	Joghurt-Drink mit Süssstoff (180–200 g)

Die zweite Energiequelle:
Tierische und pflanzliche Eiweisse und Fette

Gewinn und Risiko: Gewicht und Blutfette

Fette und Öle werden hundertprozentig zu energiereichen Brennstoffen umgewandelt. ■ Fett ist energiereicher als Eiweiss und Kohlenhydrate.■ Eiweisse (tierischer oder pflanzlicher Herkunft) liefern dem Körper wichtige Aufbaustoffe (Aminosäuren).

Eiweiss und Fett können häufig nicht voneinander getrennt werden, weil sie zusammen im gleichen Lebensmittel vorkommen:

- mageres Fleisch: fettarme Fleischsorten, Geflügel.
- fettes Fleisch: fettreiche Fleischsorten und Geflügel (Fett vor allem unter der Haut).
- Fische und andere See- und Meerestiere: sehr eiweissreich mit unterschiedlichem Fettgehalt, aber in Form der erwünschten Fischöle.
- Milch, Milchprodukte, Käse und Eier enthalten Eiweiss und mehr oder weniger Fett. Milch und Joghurt enthalten ebenfalls Kohlenhydrate.
- Nüsse: 30–50% des Gewichts besteht aus Fett und Öl. Es werden damit viele Kalorien zugeführt (100 g Haselnüsse = 680 kcal [2900 J]).
- Öle und Fette als Reinprodukte, auch Rahm, Butter und Margarine enthalten praktisch nur Fett (und etwas Wasser).

■□□

Ernährungswissenschaftliche Gründe
für eine fettarme oder «fettmodifizierte» Ernährung

Traditionsgemäss werden bei der Diabetesernährung die stark blutzuk-kerbildenden Kohlenhydrate sowie die für den Diabetiker günstigen und weniger günstigen Nahrungsmittel in den Vordergrund gestellt. Die Reduktion der Kohlenhydrate, um den Blutzucker möglichst tiefzuhalten, entspricht jedoch nicht mehr den neuen Erkenntnissen auf dem Gebiet der Diabetesernährung. Viele Beobachtungen zeigen, dass Diabetiker, aber auch sehr viele Leute ohne Diabetes parallel zur höheren Lebenser-wartung eine vermehrte Anfälligkeit für Arteriosklerose (Arterienverkal-kung) aufweisen. Die Folgen können zu hoher Blutdruck, Herz- und Hirn-schlag sowie Durchblutungsstörungen in den Beinen sein. ■ Es findet sich in der gesamten Bevölkerung ein offensichtlicher Zusammenhang zwischen einem hohen Anteil an tierischem Fett, speziell an gesättigten Fettsäuren, in der Nahrung sowie zu hohen Blutcholesterinwerten und der Entwicklung von Arteriosklerose. Deshalb muss die Gesamtfettmenge reduziert werden.■ Abb. 6

Bei den meisten insulinabhängigen und vielen nicht mit Insulin behan-delten Diabetikern, aber auch bei Übergewichtigen ohne Diabetes und bei

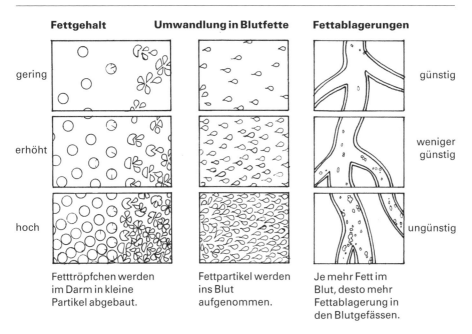

Fettgehalt	Umwandlung in Blutfette	Fettablagerungen
gering		günstig
erhöht		weniger günstig
hoch		ungünstig

Fetttröpfchen werden im Darm in kleine Partikel abgebaut.

Fettpartikel werden ins Blut aufgenommen.

Je mehr Fett im Blut, desto mehr Fettablagerung in den Blutgefässen.

Abb. 6
Fettarme Nahrungsmittel wirken sich günstig auf Blutfettwerte und Fettablagerungen in den Blutgefässen aus, fettreiche dagegen eher ungünstig.

Herz-Kreislauf-Gefährdeten sollte das Körpergewicht im normalen Bereich gehalten werden. Besonders eine Reduktion des tierischen Fettanteils in der Ernährung führt zu einer verminderten Kalorienzufuhr und damit zur Gewichtsabnahme.

■ Eine genügende Eiweisszufuhr – bei Verminderung von Nahrungsmitteln tierischer Quelle – kann durch eine **Erhöhung der nahrungsfaserreichen und komplexen Kohlenhydrate**, die reich an pflanzlichem Eiweiss sind, gewährleistet werden: Vollkornbrot und Vollkornprodukte, Kartoffeln sowie Hülsenfrüchte. Wichtig ist, dass die pflanzlichen, kohlenhydratreichen Eiweisslieferanten einen möglichst tiefen Blutzuckerindex aufweisen. Die rechtzeitige Drosselung der Fettzufuhr und eine Förderung der nahrungsfaserreichen und komplexen Kohlenhydrate schon in jungen Jahren scheint vom ernährungswissenschaftlichen Standpunkt aus eine wichtige Massnahme gegen die frühzeitige Ausbildung von arteriosklerotischen Veränderungen in der ganzen Bevölkerung zu sein.■

Es muss aber davor gewarnt werden, einfach blind jede Menge an komplexer Stärke zu konsumieren. Es gibt Diabetiker mit und ohne Insulin, deren Blutzucker unter zuviel Stärke entgleisen kann. Dies ist jederzeit am Blut- oder Urinzucker ersichtlich. In solchen Fällen können auch die Blutfette bei Diabetikern und Nichtdiabetikern ansteigen.

■ Neben der kohlenhydratreichen und fettarmen Ernährung wird **neu ein «fettmodifiziertes» Ernährungsmodell** mit einem erhöhten Anteil an einfach ungesättigten Fettsäuren **(mehr Olivenöl)** und weniger Stärke diskutiert, eine Ernährungsform, die in Mittelmeerländern eine alte Tradi-
S.124 tion mit hoher Lebenserwartung hat.■

In der Folge wird entsprechend dem Aufbau der Ernährungspläne zuerst das Eiweiss, dann das Fett besprochen, obwohl die beiden – besonders in tierischen Produkten – meist zusammen auf dem Tisch erscheinen.

Eiweissreiche, mehr oder weniger Fett enthaltende Nahrungsmittel, aufgeführt in «Eiweisswerten»:

Fleisch, Geflügel, Fisch, Eier, Käse, Quark, Wurstwaren, Tofu

Die Eiweissgruppe: «Eiweisswerte» = EW
1 Eiweisswert = 10 g Eiweiss
             + 1–25 g Fett

Eiweisse – tierischer und pflanzlicher Herkunft – liefern die für den Körper wichtigen Aufbaustoffe, die Aminosäuren. Sie sind auch in den vorwiegend kohlenhydrathaltigen Nahrungsmitteln, nicht aber in den Fetten und

Ölen enthalten. Eiweiss sollte als Energieanteil unserer Nahrung etwa 15–20% betragen. Fast alle tierischen eiweissreichen Nahrungsmittel enthalten auch mehr oder weniger Fett, jedoch praktisch keine Kohlenhydrate. ■ Bei einer angestrebten Gewichtsreduktion muss daher den energie- und fettreichen tierischen Nahrungsmitteln besondere Aufmerksamkeit geschenkt werden. Günstigere Eiweisse, weil in der Regel nicht mit einem Fettanteil verbunden, finden sich im pflanzlichen Bereich (Ausnahmen bilden die Nüsse und Avocado).■ Eiweisse sind in allen kohlenhydrat- und faserreichen Nahrungsmitteln (Gruppe der «Brotwerte») mehr oder weniger vorhanden, in kleineren Mengen auch im Obst. Nahrungsmittel mit tierischem Eiweiss enthalten keine unverdaulichen Nahrungsfasern wie die pflanzlichen und haben keinen direkten Einfluss auf den Blutzucker. Fleischfasern sind keine Nahrungsfasern im üblichen Sinn der Pflanzenzellwände und werden im Dünndarm im Gegensatz zu den Pflanzenfasern ganz verdaut.

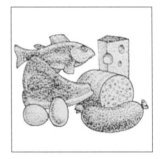

Abb. 7
Die Eiweissgruppe liefert Eiweiss,
aber auch mehr oder weniger Fett.

In die **tierische** Eiweissgruppe fallen Käse, Quark, Fleisch, Fisch, Geflügel, Wurstwaren und Eier. Der Eiweissgehalt von Milch und Milchprodukten ist bei den «Milchwerten» zusammen mit den Kohlenhydraten aufgeführt. Verschiedene eiweisshaltige Produkte (v. a. Vollmilch, Vollfettkäse, Wurstwaren) weisen für Leute mit Gewicht-, Cholesterin- und Blutfetterhöhung auch einen zu hohen Fettgehalt auf. Diese eiweissreichen Nahrungsmittel müssen deshalb wegen des Fettgehalts vor allem bei übergewichtigen Diabetikern, aber auch bei Herz- und Kreislaufkranken im Auge behalten werden. Eier, Leber, Niere und Hirn enthalten das für den Organismus im Übermass ungünstige Cholesterin, das ebenfalls die Arteriosklerose fördert. Hochwertige **pflanzliche** Eiweisse mit geringem Fettgehalt finden sich in den Hülsenfrüchten, Getreide- und Getreideprodukten sowie in Kartoffeln, die wegen des hohen Kohlenhydratanteils in der Brotgruppe als Stärke berechnet werden.

Abb. 7

Nahrungsmittelkunde

Fleisch und Fleischprodukte, Geflügel

Grundlagen der Vollwerternährung	**Empfehlungen für Diabetiker, Herz-Kreislauf-Gefährdete und Ernährungsbewusste**
– Fleisch liefert tierisches Eiweiss, das für den Aufbau von körpereigenem Eiweiss wichtig ist.	– Fleisch enthält praktisch keine Kohlenhydrate.
– Fleisch und Fleischwaren enthalten unterschiedliche Fettmengen: etwa 5–20 g pro 100 g.	– Bei zu hohem Fleischkonsum kann zuviel Fett konsumiert werden. Es können aber alle Fleischsorten, die fettarm sind, einschliesslich Schweinefleisch, genommen werden.
– Fleisch liefert praktisch keine Kohlenhydrate.	– Zuviel tierische Fette können zuviel Blutfette ergeben, z.B. mit erhöhtem Risiko für Herzinfarkt.
– Fleisch ist reich an Vitaminen, Mineralstoffen (wenig Kochsalz, wenn nicht für Aufbewahrung oder bei Zubereitung verwendet) und Spurenelementen.	– Fettes Fleisch ist reich an Kalorien (Joule).
– Es ist vorteilhaft, mageres Rind-, Kalb-, Schweine- oder Geflügelfleisch zu konsumieren.	– Geflügel (ohne die fettreiche Unterhaut) ist wegen des günstigen Fettgehaltes zum regelmässigen Konsum sehr geeignet.
– Fleischkonsum muss nicht vermieden werden, soll jedoch massvoll bleiben.	– Neue schweizerische Fleischanalysen ergeben, dass Fleisch weniger Cholesterin als bisher angenommen aufweist. Tab. S. 52
– Wurstwaren haben meist einen hohen Fett- und Kochsalzgehalt.	

Fisch

Grundlagen der Vollwerternährung	**Empfehlungen für Diabetiker, Herz-Kreislauf-Gefährdete und Ernährungsbewusste**
– Fische enthalten hochwertige Eiweisse und gesundheitlich empfehlenswerte Fettsäuren, die sog. Fischöle.	– Wissenschaftliche Ernährungsstudien in Norwegen, Holland und Belgien haben gezeigt, dass regelmässiger Meerfischkonsum eine günstige Wirkung auf die Herzinfarkthäufigkeit ausübt.
– Meerfische sind gute Lieferanten von Mineralsalzen.	– Auch bei erhöhtem Fettgehalt sind die Meerfische eine gute Alternative zum Fleisch.
– Die sog. Kaltwasserfische aus dem hohen Norden enthalten besonders die Omega-3- und Omega-6- Fettsäuren, welche das Blut flüssiger erhalten und dadurch das Risiko für Thrombosen (Blutgerinnselbildung) in den Arterien (z.B. Herzarterien) vermindern können.	– Es wird empfohlen, zweimal wöchentlich Fische zu konsumieren.

Eier

Grundlagen der Vollwerternährung	**Empfehlungen für Diabetiker, Herz-Kreislauf-Gefährdete und Ernährungsbewusste**
– Das Ei besitzt hochwertiges Eiweiss sowie Vitamine.	– Eier haben eine hohe Nährstoffdichte.
– Das Eigelb ist cholesterinhaltig.	– 2–3 Eier pro Woche sind genügend, 1–2 Eier, wenn der Cholesterinwert über 6,5 mmol/l ist.

Grundlagen der Vollwerternährung	Empfehlungen für Diabetiker, Herz-Kreislauf-Gefährdete und Ernährungsbewusste
– In der Regel sind etwa drei Eier in der Woche angemessen. – Der Eierkonsum bei Leuten mit erhöhtem Cholesterin muss auf 1–2 Eier pro Woche eingeschränkt werden.	– Zuviel Cholesterin ist ungünstig für Diabetiker wegen der Blutgefässveränderungen, was zu vermehrter Arteriosklerose führen kann.

Käse, Quark, Tofu

Grundlagen der Vollwerternährung	Empfehlungen für Diabetiker, Herz-Kreislauf-Gefährdete und Ernährungsbewusste
– Käse und Frischkäse haben einen hohen Eiweissgehalt. – Vollfett- und Doppelrahmkäse enthalten viel Fett, ebenso Weich- und Schmelzkäse. – Fettarm sind Frischkäse wie Cottage Cheese (Hüttenkäse), Magerquark oder frischer Alpenziger. – Hartkäse (Emmenthaler, Gruyère, Tilsiter) sind besonders kalziumreich (100 g Käse = 0,8–1,2 g Kalzium). – Tofu ist hochwertiges pflanzliches Eiweiss aus Sojabohnen.	– Um den Tagesbedarf an Kalzium zu erreichen, können die Mahlzeiten mit Hartkäse (50 g = 0,6 g) ergänzt werden. – Vollfettkäse enthält in grösseren Portionen häufig zu viel Fett; ½- oder ¼-fetter Käse ist empfohlen. – Tofu kann als fettarmer, eiweissreicher pflanzlicher Ersatz für Käse oder Fleisch dienen.

Austauschwerte

Eiweisswerte

Ein fettarmer Eiweisswert enthält 10 g Eiweiss und zirka 3 (1–5) g Fett, entsprechend 70 Kalorien (50–90) oder 290 Joule (210–380). **Ein fettreicher Eiweisswert enthält neben 10 g Eiweiss auch zirka 20 (10–25) g verstecktes Fett** (25% Fett z. B. in Bratwürsten), entsprechend 220 Kalorien (130–270) oder 920 Joule (550–1150). Fette Wurstwaren sollten eher als Fettwert berücksichtigt werden, z. B. Salami mit 35–40% Fettgehalt, andere Würste bis 50%.

Eiweisswerte	**Fettarmes Fleisch, zirka 50 g = 1 EW**

30 g	Trocken-, Rauchfleisch, Rohschinken
40 g	Fleisch gekocht / geräuchert: Rind, Kalb, Schwein
	Poulet, Truthahn
	Kaninchen, Gitzi, Wild
50 g	mageres Frischfleisch vom Rind, Kalb, Schwein, Lammgigot
50 g	Pökelfleisch: Rippli, Rohschinken geräuchert, Schinken gekocht
50 g	Leber, Nieren, Zunge gekocht
80 g	Kutteln gekocht

Geflügel, Fisch, Wild (Rohgewicht), zirka 70 g = 1 EW

60 g	Fisch, 100 g mit Kopf und Gräten
70 g	Geflügel und Kaninchen mit Knochen

Fettreiches Fleisch, zirka 60 g = 1 EW

60 g	Siedfleisch (durchzogen)
60 g	Lammkoteletten
60 g	Kochspeck ohne Schwarte

Wurstwaren, zirka 40–80 g = 1 EW

40 g	Salami, Landjäger
65 g	Schweinsbratwurst
75 g	Aufschnitt, Fleischkäse, Cervelas, Kalbsbratwurst, Wienerli
75 g	Streichmettwurst (1 EW enthält 30 g Fett!)
75 g	Lightwurstwaren (1 EW enthält 10 g Fett!)

Fettarmer Käse, Tofu, Eier, zirka 30–80 g = 1 EW

30 g	Magerkäse, Viertel- oder
40 g	Halbfettkäse
80 g	Frischkäse: Speisequark, Hüttenkäse, frischer Alpenziger, Blanc-Battu, Tofu
1	grosses Ei oder 1 ½ kleine Eier (300 mg Cholesterin)

Fettreicher Käse, zirka 40 g = 1 EW

40 g	Vollfettkäse, Rahm- und Doppelrahmkäse

Neue Schweizerische Nährwerttabellen für Fleisch und Fleischwaren[8]

Die neuen Nährwerttabellen entsprechen Analysen von Schweizer Fleischprodukten (Institut für Nutztierwissenschaften, Gruppe Ernährung, ETH-Zürich [Oktober 1990]). Sie sind zum Teil deutlich verschieden von den früher gebräuchlichen Nährwerttabellen wie Souci-Fachmann-Kraut (1989/90), Cremer (1982), Geigy (1980), Elmadfa (1988). Die Unterschiede sind vor allem auf züchterische, haltungs-, fütterungs- und verarbeitungsbedingte Unterschiede (z. B. Schnittführung) zurückzuführen. Pro Fleisch-

[8] Mannhart Ch., Wenk C.: Institut für Nutztierwissenschaften, Gruppe Ernährung, ETH Zürich, 1990 (Oktober). Die Analysendaten wurden freundlicherweise von der Genossenschaft für Schlachtvieh- und Fleischversorgung (GSF) zur Verfügung gestellt. Guignard A., Wenk C.: Ergänzung der Tabelle mit Nährwerten für Geflügelfleisch, Institut für Nutztierwissenschaften, Gruppe Ernährung, ETH Zürich 1991 (Mai). Die Analysendaten wurden freundlicherweise von Prof. C. Wenk zur Verfügung gestellt.

stück wurden ca. 20 Einzelproben in zwei verschiedenen Laboratorien untersucht. Sie wurden verkaufsfertig bei Grossverteilern und Metzgereien bezogen. Analysenwerte von Grundnahrungsmitteln wie Fleisch und Fleischerzeugnissen weisen beträchtliche Schwankungsbereiche auf, wie das auch für die übrigen Nahrungsmittel gilt.

Neue Erkenntnisse aus den Schweizerischen Fleischwerttabellen

Leute, welche auf tierische Fettzufuhr mit Blutfett- und Cholesterinanstieg reagieren, besonders bei Diabetes, Übergewicht, Herz-Kreislauf-Krankheiten oder mit Risiko dazu, können den ETH-Fleischwerttabellen folgende interessante Beobachtungen entnehmen:

— ■Schweizer Fleisch- und Fleischwaren enthalten im Durchschnitt weniger Fett im Vergleich zu Analysenangaben, die ausländischen Nährwerttabellen entnommen werden.■

— Es ist wahrscheinlich, dass in der Schweiz die Konsumsignale der Bevölkerung für weniger fettreiche Fleisch- und Fleischwaren von den Tierhaltern aufgenommen worden sind.

— Es gibt bei gleichem Eiweissgehalt – z.B. bei Vergleich von 10-g-Eiweissportionen entsprechend 1 Eiweisswert unserer Diabetesernährungspläne – zwei Gruppen mit deutlich unterschiedlichem Fett- und Kaloriengehalt: Frischfleisch (fettarm) und Wurstwaren (fettreich).
Achtung: Das Gewicht und der Kalorien(Joule)gehalt eines fettreichen Eiweisswertes sind höher, weil er weniger Eiweiss als ein fettarmer Eiweisswert enthält.
Zwischen magerem Rind-, Kalb-, Schweinefleisch bestehen nur unbedeutende Unterschiede im Fettgehalt. Magere Sorten enthalten 2–7% Fett.

— Pro Hauptmahlzeit werden 5 g Fett mit den neuen Fleischwerttabellen (1990) eingespart; so können teilweise (= 1 EW) die mageren Käse durch ¾- oder vollfette Käse (ausser Rahm-Doppelrahm-Käse), die fettarme Milch durch Drink- oder Vollmilch ersetzt werden.

— ■Der Cholesteringehalt von Fleisch und Fleischwaren ist niedriger als erwartet. In den untersuchten Fleischproben war er im Schweinefleisch tiefer als im Kalbfleisch (Plätzli, Koteletten, Schulter-Braten, Voressen).■

— Es lassen sich keine gesicherten Beziehungen zwischen Fett- und Cholesteringehalt bei den verschiedenen Fleisch- und Fleischwaren finden.

Austauschwerte

Schweizerische Fleischwerte[9]

Eiweiss, Fett, Cholesterin und Kalorien (Joule) = Gehalt pro 1 Eiweisswert (EW) = 10 g Eiweiss in verkaufsfertigen Fleisch- und Wurstwaren. Achtung: 1 Eiweisswert enthält 1–25 g Fett und 50–270 und mehr Kalorien (210–1150 Joule).

Fleisch und Fleischprodukt	Fleisch (g) pro 1 EW	Fett (g) pro 1 EW	Cholesterin (mg) pro 1 EW	kcal (kJoule) pro 1 EW
Frischfleisch (1 EW = zirka 50 g Fleisch)				
Rind (1 EW = zirka 50 g Rindfleisch)				
Entrecôte	45	2,9	25	67 (281)
Plätzli (Eckstück)	44	1,0	24	49 (206)
Braten (Schulter)	46	1,6	28	55 (231)
Hackfleisch	51	4,5	40	83 (349)
Siedfleisch (Federstück)				
– mager	51	3,6	36	73 (307)
– durchzogen	58	12,6	49	155 (651)
Kalb (1 EW = zirka 50 g Kalbfleisch)				
Filet	47	1,8	37	57 (239)
Plätzli (Eckstück)	45	0,7	29	47 (197)
Koteletten	53	7,3	47	108 (454)
Braten (Schulter)	50	2,4	41	62 (260)
Voressen (Brust)	53	7,7	49	110 (462)
Schwein (1 EW = zirka 50 g Schweinefleisch)				
Plätzli (Eckstück)	44	1,2	28	51 (214)
Koteletten	49	5,3	38	89 (374)
Braten (Schulter)	52	4,1	38	79 (332)
Voressen	49	3,4	38	72 (302)
Lamm (1 EW = zirka 50 g Lammfleisch)				
Gigot	51	5,4	43	90 (378)
Koteletten	58	11,9	49	148 (622)
Geflügel (1 EW = zirka 50 g Geflügel)				
Poulet ganz				
– mit Haut	53	5,5	41	90 (377)
– ohne Haut	50	2,7	34	65 (273)
Pouletschenkel				
– mit Haut	57	7,2	45	105 (443)
– ohne Haut	55	4,6	43	82 (345)

[9] Wegen des grossen Streubereiches – bis mehr als das Doppelte – wird 1 Eiweisswert (EW) = 10 g Eiweiss (= 30–80 g Fleisch/Wurst) mehr als Grössenordnung und nicht als absoluter Wert aufgeführt. Frischfleisch enthält praktisch keine Kohlenhydrate. Lokale Wurstspezialitäten werden aber auch mit Brot, Mehl und Milch verarbeitet. Fleisch gekocht/geräuchert verliert zirka 20% Gewicht = zirka 40 g.

Zur Verwendung in Spitalküchen sind die Angaben für jedes einzelne Fleisch und Fleischprodukt der Tabelle zu entnehmen. Im Diabetesernährungsplan (Stiftung Ernährung und Diabetes Bern, 7. Aufl. 1993) sind für die Beratung gerundete Werte 1 EW = 40 g, 50 g, 60 g, 75 g, 80 g angegeben.

Fleisch und Fleischprodukt	Fleisch (g) pro 1 EW	Fett (g) pro 1 EW	Cholesterin (mg) pro 1 EW	kcal (kJoule) pro 1 EW
Geflügel (1 EW = zirka 50 g Geflügel)				
Pouletbrust				
– mit Haut	48	2,8	25	66 (277)
– ohne Haut	45	0,8	20	48 (202)
Trutenschnitzel	42	0,5	15	45 (191)
Fleischwaren (1 EW = zirka 50 g Fleisch)				
Pökelfleisch roh				
Rippli	47	4,6	–	84 (353)
Coppa	36	8,2	–	117 (491)
Rohschinken geräuchert	49	4,4	–	81 (340)
Kochspeck (ohne Schwarte)	58	23,1	45	258 (1084)
Pökelfleisch gekocht				
Hinterschinken	50	2,3	50	64 (269)
Vorderschinken	53	3,5	70	74 (311)
Rindfleisch	43	1,0	–	52 (218)
Trockenfleisch, Rohschinken, Rauchfleisch (1 EW = zirka 30 g Trockenfleisch)				
Bündnerfleisch	26	1,4	27	54 (227)
Rohschinken	34	5,5	–	92 (386)
Wurstwaren				
Brühwürste (1 EW = zirka 80 g Wurst)				
Cervelas	79	18,3	47	210 (882)
Wienerli	78	18,9	49	215 (903)
Schüblig	76	18,5	–	209 (878)
Schützenwurst	82	21,3	–	235 (987)
Schweinswurst	68	16,7	–	194 (815)
Lyoner	87	21,6	–	239 (1004)
Berner Zungenwurst	67	14,3	–	172 (722)
Bierwurst	73	18,7	–	211 (886)
Fleischkäse	81	19,3	–	222 (932)
Mortadella	65	19,0	–	215 (903)
Kalbsbratwurst	83	19,4	47	222 (932)
Schweinsbratwurst	67	15,7	–	186 (781)
Aufschnitt	75	17,4	–	201 (844)
Kochwürste (1 EW = zirka 75 g Wurst)				
Streichleberwurst	75	19,6	–	221 (928)
Light-Würste, fettarm (1 EW = zirka 50–80 g Wurst = 1 FW [10 g Fett])				
Cervelas	75	10,1	–	134 (564)
Wienerli	74	9,8	–	131 (550)
Kalbsbratwurst	79	10,1	–	138 (581)
Rohwürste (1 EW = zirka 60 g Wurst)				
Salami	37	12,8	37	158 (664)
Salami (verpackt)	39	14,2	–	172 (722)
Salametti	40	16,1	–	188 (790)
Salziz	39	16,1	–	190 (798)
Rauchsalami	42	15,8	–	186 (781)
Bauernschüblig	40	17,2	–	198 (832)
Landjäger	42	20,2	–	225 (945)
Streichmettwurst	75	31,2	–	326 (1369)
Saucisson neuchâtelois	57	22,2	–	244 (1025)
Saucisson vaudois	59	22,6	–	252 (1058)
Alpenklübler	41	19,1	–	215 (903)

Fettreiche tierische und pflanzliche Nahrungsmittel, aufgeführt in Fettwerten:

Fette und Öle

Die Fettgruppe: «Fettwerte» = FW
1 Fettwert = 10 g Fett, Öl

Fett führt nicht zu Blutzuckeranstieg, enthält jedoch Kalorien in «geballter Ladung». ■ Die bei der Aufnahme anfallenden Blutfette und das Cholesterin können zu ihrer Erhöhung im Blut und bei entsprechender persönlicher Disposition zu einer Veränderung der Arterienwände (Arteriosklerose) führen und somit auch zum Herzinfarkt und anderen Durchblutungsstörungen.■

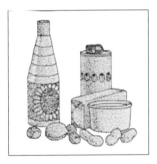

Abb. 8
Die Fettgruppe liefert tierische
und pflanzliche Fette und Öle.

Abb.8   Der Fettanteil in der Nahrung sollte nach heutiger internationaler Auffassung 30% der zugeführten Kalorien nicht übersteigen. Wir unterscheiden **tierische** und **pflanzliche**, **sichtbare** und **unsichtbare** Fette. Kleine Fettmengen sind für Diabetiker günstig, weil angenommen wird, dass Fett die Aufnahme der einfachen Zuckerarten im Speisebrei aus dem Dünndarm ins Blut verzögert. Das Fett in der Nahrung ist auch wichtig für eine genügende Aufnahme der fettlöslichen Vitamine A, D und E.

Natürliche Fette entwickeln auch die gewohnten, angenehmen geschmacklichen Eigenschaften eines wohl zubereiteten Essens.

Tierische und pflanzliche Fette

■ Die tierischen Fette enthalten vorwiegend gesättigte Fettsäuren, die für den menschlichen Organismus weniger günstig sind.■ Eine Ausnahme bilden die Fische mit ihren wertvollen Fischölen bestehend aus hoch ungesättigten Fettsäuren. Ungehärtete pflanzliche Fette und Öle hingegen enthalten vorwiegend mehrfach ungesättigte Fettsäuren. Ein Über-

■□□

mass an Fett – auch des «guten» mit ungesättigten Fettsäuren – ist jedoch wegen des hohen Kaloriengehalts nicht zu empfehlen.

Eine Mindestmenge von 10–15 g (1 Dessert- bis 1 Esslöffel z. B. Sonnenblumenöl, Distelöl, Olivenöl) ungesättigter Fettsäuren pro Tag sind nach dem heutigen Wissensstand notwendig zur Arteriosklerose-Vorbeugung. Die ungesättigten Fettsäuren haben u. a. einen Anteil an lebenswichtigen Funktionen wie zum Beispiel am Aufbau unserer Zellmembranen.
■ Dabei spielt das Olivenöl mit seinem hohen Gehalt an einfach ungesättigten Fettsäuren eine grosse Rolle.■ Es gehört seit je zur natürlichen «mediterranen» Ernährung. Im Mittelmeerraum finden sich denn auch die beiden Bevölkerungsgruppen mit der höchsten Lebenserwartung: die Griechen und die Bewohner Dalmatiens, der südlichen Küstenregion Kroatiens.

Sichtbare und unsichtbare Fette

Unter sichtbaren Fetten verstehen wir Fett, Öl, Butter, Speck, Margarine. Sie machen 30–50% unseres Gesamtfettkonsums aus. ■ Die unsichtbaren Fette finden wir in Fleisch, Wurstwaren und Eiern, Nüssen, aber auch in Milch und Milchprodukten (zum Beispiel Käse, Rahm, Glace), Schokolade, Gebäck oder Pommes Chips.■ Das beliebte Kleingebäck ist deshalb so schmackhaft, weil häufig der hohe Fettanteil die geschmacksaktiven Stoffe enthält. Schon ein trockenes, «gesundes» Haferbiscuit kann 30% Fett (30 g in 100 g des Gebäcks) enthalten. Dieses Fett in verarbeiteten Produkten (siehe Packungsaufdruck) ist zudem meist das billige und biologisch wenig geeignete Kokosfett. Die unsichtbaren Fette bilden 50–70% des Gesamtfettes in unserer Ernährung. Die sichtbaren und unsichtbaren Fette enthalten pro Gramm mehr als doppelt soviel Energie verglichen mit den Kohlenhydraten und Eiweissen.

Naturbelassene und lebensmitteltechnologisch veränderte Fette und Öle

Es besteht heute in der Bevölkerung ein Trend zu den naturbelassenen Nahrungsmitteln. Dieses Verhalten führt zu einem vermehrten Konsum von Butter und Ölen. Der bewusste Konsument bevorzugt diese gegenüber verarbeiteten Produkten wie Margarinen, Minarinen, kalorienreduzierten und -armen Fettprodukten, die häufig mit dem Phantasienamen «light» bezeichnet werden. Was dem Kleinbauern mit ökologischer Landwirtschaft mit dem Attribut «biologisch» im lebensmittelrechtlichen Bereich nicht gestattet wurde, scheint dem Lebensmittel-Hersteller mit dem modischen Begriff «light» leichter gelungen zu sein. ■ In der Auseinandersetzung zwischen Ökologie und Ökonomie in der europäischen

Landwirtschaft genügen die rein gesundheitlich orientierten Argumente aus verschiedenen Gründen nicht mehr. Ein sich abzeichnender Konsens zwischen Fachleuten und der Bevölkerung scheint der massvolle Konsum naturbelassener Fette (Butter, Rahm, Vollmilch) und Öle (Oliven-, Sonnenblumen-, Maiskeim-, Rapsöl).■ Wenn der Konsument solches Verhalten signalisiert, fördert er damit die Produktion einheimischer Nahrungsmittel gegenüber industriell verarbeiteten, welche zudem deklarationspflichtige Zusatzstoffe und Zusatzstoffpräparate erforderlich machen. Es gibt aber auch in den natürlichen Fetten (z. B. in Milch und Milchprodukten) unerwünschte Fremdstoffe aus Kraftfutter, überdüngtem Boden und Herbizidrückständen.

Nahrungsmittelkunde

Fette und Öle

Grundlagen der Vollwerternährung	Empfehlungen für Diabetiker, Herz-Kreislauf-Gefährdete und Ernährungsbewusste
– Fett und Öl liefern doppelt so viel Energie wie Kohlenhydrate oder Eiweiss.	– Fett sollte wegen seines hohen Kalorien-(Joule)anteils eingeschränkt werden. Es fördert das Übergewicht.
– Pflanzliches Fett und Öl weisen einen hohen Anteil an den für den Körper günstigen ungesättigten Fettsäuren auf und sind cholesterinfrei.	– Fett ist auch in pflanzlicher Form kalorienreich und daher für Diabetiker mit Übergewicht ungünstig.
– Tierisches Fett enthält einen höheren Anteil an weniger günstigen gesättigten Fettsäuren.	– Wichtigste Fettquellen sind Fleisch und Fleischprodukte, Milch und Milchprodukte. Sie sollten massvoll konsumiert werden.
– Vorsicht ist geboten vor dem unsichtbaren Fett, das besonders in tierischen Produkten versteckt, aber auch in Süssigkeiten wie Schokolade und Gebäck enthalten ist.	– Verstecktes Fett z. B. in Wurst, Käse, Rahm, Schokolade, Nüssen, Gebäck und Fertigprodukten sollte besonders reduziert werden.
– Öl ist pflanzlicher Herkunft. Pflanzliches Öl hat denselben Energiewert wie tierisches Fett. Beste Quellen sind Sonnenblumen, Disteln, Maiskeime, Raps, Oliven.	– Öl ist für Diabetiker günstiger als Fett. Olivenöl wird zunehmend bevorzugt.

Austauschwerte

Fettwerte

Ein Fettwert enthält zirka 10 g Fett in Fetten, Ölen (der Wassergehalt von zirka 10% ist nicht berücksichtigt) und besonders fettreichen Nahrungsmitteln und zirka 90 Kalorien (380 Joule).

Fette, Öle und fettreiche Nahrungsmittel

10 g   Butter (= kleine Restaurantportion)

20 g   Butter (light)

10 g   Margarine

20 g   Margarine (light), Minarine

10 g   eingesottene Butter, Schweineschmalz (weniger empfehlenswert), Speisefette

10 g   Sonnenblumenöl, Maiskeimöl, Distelöl, Olivenöl, Rapsöl, Erdnussöl

20 g   Nüsse ohne Schalen, gemahlen oder ganz

20 g   Sonnenblumenkerne, Sesamsamen

25 g   Mohnsamen

30 g   Leinsamen

45 g   Avocado (essbares Gewicht), 65 g Avocado (frisch, ganz)

30 g   Schlagrahm (2 Esslöffel)

60 g   Kaffeerahm (4 Esslöffel)

25 g   Kochspeck ohne Schwarte

4. Weitere Nahrungsmittelinhaltsstoffe

Vitamine, Mineralstoffe, Gewürze und Wasser

Vitamine

Die Vitamine lösen die zum Leben wichtigen biochemischen Vorgänge im Körper aus und haben einen Einfluss auf den Auf- und Abbau der Nährstoffe. Werden dem Körper nicht genügend Vitamine zugeführt, entstehen Mangelerscheinungen.

Eine gemischte Kost mit 1600 Kalorien und zusammengesetzt aus den verschiedenen Nährstoffgruppen genügt, um den Vitamin-Bedarf zu decken. Lediglich bei krankheitsbedingtem Vitamin-Mangel (Krankheiten des Verdauungsapparates, einseitige Ernährung bei Fastenkuren und im Alter) kann die Einnahme von künstlich hergestellten Vitaminen nötig sein.

Mineralstoffe

Unter Mineralstoffen versteht man anorganische Stoffe wie die Hauptelemente Natrium, Kalium, Magnesium, Kalzium, Phosphat, Chlor, Schwefel sowie die Spurenelemente Eisen, Jod, Fluor, Zink, Selen, Chrom u.a. Bei Mangel der beiden letzteren kann eine Glukosetoleranz-Störung entstehen, welche eine Vorstufe zum Diabetes beim erwachsenen Menschen sein könnte. Die Mineralstoffe bilden zusammen mit dem Wasser (zirka 60% des Körpergewichts) die Grundlage des lebensnotwendigen Elektrolythaushaltes. Das Gleichgewicht von Wasser und Mineralsalzen muss jeden Tag wieder hergestellt werden. Mit einer ausgewogenen Ernährung und Trinkwasser wird der Bedarf an Wasser und Mineralstoffen gedeckt. Es ist folglich nicht notwendig, Mineralwasser zu trinken. Bei Erbrechen und Durchfall, aber auch starkem Schwitzen muss jedoch die Flüssigkeitsmenge in Form von Getränken pro Tag 2 bis 3 Liter betragen. Auch müssen bei solchen Flüssigkeitsverlusten genügend Salze, zum Beispiel in Form von Bouillon, eingenommen werden. Auf Reisen eignen sich Bouillonwürfel.

■ Wasser- und Salzverluste können bei Diabetikern zu schweren Diabetesentgleisungen führen, weil Insulin – das körpereigene und das eingespritzte – bei Wasserverarmung der Gewebe vermindert wirksam ist.■

Kochsalz

Das Kochsalz findet sich zu einem Viertel in unseren Grundnahrungsmitteln (Brot, Milch, Fleisch), zu einem Viertel in industriell verarbeiteten Nahrungsmitteln (z. B. Wurstwaren) und wird zur Hälfte beim Kochen und am Tisch zugefügt. Der tägliche Kochsalzgesamtbedarf eines Menschen beläuft sich auf 3–6 g = ½ bis 1 Kaffeelöffel. Bevölkerungsgruppen mit niedrigem Kochsalzkonsum haben tiefere Blutdruckwerte. Auch steigt bei diesen der Blutdruck mit dem Alter nicht an. Nicht jeder Bluthochdruck wird jedoch von einem zu hohen Kochsalzkonsum ausgelöst. ■ Bei Diabetikern mit langer Diabetesdauer und einer Tendenz zu erhöhten Blutdruckwerten sowie Herz-Kreislauf-Gefährdeten ist eine Kochsalzeinschränkung erforderlich.■

Probleme bei der Salzeinschränkung für Leute mit erhöhtem Blutdruck bietet vor allem das «versteckte» Kochsalz. Es findet sich in folgenden Produkten:

Suppenkonserven, Bouillon (Kraftbrühe)	gesalzenes Fleisch Konserven	Senf Käse/Wurstwaren
Saucenwürfel	Fertiggerichte aller Art	Salznüsse/Salzgebäck
geräuchertes und getrocknetes Fleisch	Streuwürzmischungen (Aromat)	pikante Brotaufstriche

Jodzusatz im Kochsalz (Jodsalz) verhindert die Kropfbildung, Fluor beugt der Zahnkaries vor. Deshalb sollte bei der gesunden Bevölkerung das Kochsalz nicht oder nur massvoll eingeschränkt werden. Das Meersalz ist mit dem normalen Kochsalz praktisch identisch. Eine besondere, günstige Wirkung ist nicht nachgewiesen. Im Handel gibt es natriumfreie Salzpräparate als Ersatz für Kochsalz (sog. Diätsalze).

Diabetiker können salzfreie Würzmittel beliebig verwenden. Mayonnaisen können fettreich sein. Suppenwürfel sind in der Regel kohlenhydratfrei, ebenso die Bäckerhefe.

Wasser

Zur normalen Körperfunktion sind für den Erwachsenen täglich 2–3 Liter Wasser nötig. Ein Liter muss als Mindestmenge in Form von Getränken eingenommen werden; rund ein Liter findet sich versteckt in der Nahrung. Ein **70 kg** schwerer Mensch verliert zum Beispiel pro Tag etwa **1,7 Liter Wasser** via Urin, Stuhl und durch die Haut (Schwitzen und Verdunsten). An heissen Tagen entsteht durch das Schwitzen ein grösserer Verlust, an kalten und trockenen Tagen über die Atemluft. Das bedeutet, dass dem Körper durch die Nahrung und Trinkmenge mindestens soviel Flüssigkeit wieder zugeführt werden sollte. Bei Zuckerausscheidung nimmt die Urinmenge und damit der Wasserverlust zu. Vermindertes Körperwasser schränkt die Organfunktionen ein, einschliesslich der Wirkung des körpereigenen und eingespritzten Insulins.

■□□

5. Spezielle Nahrungsmittelgruppen

Getränke

Getränke mit und ohne Zucker

■ Die meisten mit Zucker gesüssten, aromatisierten Mineralwasser enthalten pro Liter 100 g Zucker.■ Lightgetränke sind beliebt, weil sie zum Teil fast zucker- und kalorien(joule)frei sind. Es müssen aber in jedem Fall die Menge Zucker, andere Zuckerarten und Zuckeraustauschstoffe der Deklarierung auf der Etikette entnommen werden.

Nahrungsmittelkunde

Getränke

Grundlagen der Vollwerternährung	Empfehlungen für Diabetiker, Herz-Kreislauf-Gefährdete und Ernährungsbewusste
– Kaffee, Tee und Mineralwasser nature enthalten keine Kohlenhydrate und Kalorien. Vermehrt sollten Früchte- und Kräutertees konsumiert werden (anstelle von Schwarztee oder Kaffee). Sie wirken beruhigend auf das Nervensystem.	– Wasser, Mineralwasser nature, Kaffee und Tee müssen nicht eingeschränkt werden.
– Gesüsste Mineralwasser enthalten, sofern nicht künstlich gesüsst, viel Zucker bzw. Kalorien.	– Fruchtgetränke und Süssmost (Apfelsaft) können unter Berechnung in kleineren Mengen getrunken werden; sie haben einen natürlichen Kohlenhydratanteil («flüssiger Zucker»): Fruchtzucker, Traubenzucker, etwas Saccharose.
– Ungezuckerte Fruchtsäfte – mit Wasser verdünnt – sollten als Getränke bevorzugt werden.	– Mit Zucker gesüsste Tafelgetränke enthalten bis 100 g Zucker pro Liter und sind deshalb ungünstig und für Diabetiker ungeeignet.
– Frühstücksgetränke, z. B. auf Basis von Malzextrakt, sind kalorienreich, auch wenn sie die Bemerkung «Enthält keinen Kristallzucker»aufweisen. Dafür sind sie reich an Malzzucker oder Malzextrakt. Kleine Mengen mit der Milch dienen jedoch der Empfehlung, die angestrebte Milchmenge von 6 dl pro Tag zu erreichen.	– Bier hat für die meisten Diabetiker zu viel Malzzucker, auch Light-Bier. Dasselbe gilt für malzhaltige Frühstücksgetränke (1–2 Kaffeelöffel Malzprodukte sind gestattet).

Alkoholische Getränke

Täglicher Alkoholkonsum in grösseren Mengen (z. B. über 5 dl Wein) kann für die Gesundheit ungünstig sein und kann zu Suchtproblemen führen.
Tab. 5+6 ■ Alkohol liefert viele Kalorien, pro Gramm fast soviele wie Fett. Eine

Gewichtsreduktion ist praktisch nicht möglich, wenn der Alkoholkonsum nicht aufgegeben oder zumindest beträchtlich reduziert wird.■ In europäischen Ländern wird 5–10% des Energiebedarfs mit Alkoholkalorien gedeckt.

Alkohol beeinträchtigt bereits in kleinen Mengen die Reaktionsfähigkeit (zum Beispiel beim Fahrzeuglenken). ■ Der Diabetiker muss bei Alkoholkonsum in zweifacher Hinsicht vorsichtig sein: Alkohol kann eine beginnende Hypoglykämie (Unterzuckerung) wegen verminderter Glukoseabgabe aus der Leber bewirken. Zuviel Alkohol und zuviel Insulin lähmen die Hirnfunktion.■

Tabelle 5: Energiewerttabelle alkoholischer Getränke: Der Alkoholgehalt (%) bezieht sich auf Gramm Alkohol pro 100 g (= 1 dl) des Getränkes, der Kalorien(Joule)gehalt auf die übliche ausgeschenkte Portion.

Alkohol- und Kalorien(Joule)gehalt von verschiedenen Getränken

Getränk	Alkohol-gehalt	Ausschank-Einheit	Gehalt pro Einheit	
			Kalorien	(Joule)
Gewöhnliches Bier*	3– 4%	3 dl	90–120	(380– 500)
Starkbier*	4– 6%	3 dl	120–280	(500–1180)
Vergorener Most* (Apfelwein)	4%	3 dl	120	(500)
Rot-/Weisswein	9–12%	1 dl	70– 80	(290– 340)
	9–12%	3 dl	210–240	(880–1010)
Sherry, Vermouth				
– trocken	15%	30 cl	40	(170)
– süss	15%	30 cl	50	(210)
Liqueur*	30–40%	30 cl	80–100	(340– 420)
Gin, Whisky, Rhum, Cognac (70% proof)				
– kleiner	30%	30 cl	70	(290)
– grosser	30%	60 cl	140	(590)

* enthalten unterschiedliche Mengen Alkohol

Tabelle 6: Kohlenhydrat-, Alkohol- und Kalorien(Joule)gehalt von Bier (hergestellt in der Schweiz). In der Regel: Bier enthält zuviel Malzzucker und zuviel Alkohol

Alkohol- und Kalorien(Joule)gehalt von Bier
Pro 3 dl Ausschankportion

Biersorte	Malz-zucker* (Gramm)	Alkohol (Gramm)	Alkohol (%)	Kalorien (kcal)	Joule (kJ)
Hell	7,5	11,0	3,7	130	550
Spezial	9,0	12,0	3,9	145	610
Stark	10,5	14,0	4,7	170	710
Alkoholfrei	12,0	1,0	0,4	70	290
Light	9,0	5,5	1,8	85	360
Diät (Skiff)	2,3	10,5	3,5	90	380

* Fliesst als reiner Traubenzucker (Glukose) ins Blut.

Normales Bier und Light-Bier sind für Diabetiker ungünstige Getränke wegen des Malzzuckergehaltes. Diabetiker können Diätbier mit geringem Malzzuckergehalt ausprobieren. Light-Bier hat aber gleichviel Malzzucker wie Spezialbier, dies bei halbem Alkoholgehalt. Das Schweizer Diätbier («Skiff») hat einen geringen Malzzuckergehalt, aber einen normalen Alkoholgehalt.

Speziallebensmittel

■ Diabetiker ohne besondere gesundheitliche Probleme benötigen generell keine speziellen «Diätprodukte».■ Normale, naturbelassene Nahrungs- und übliche Lebensmittel sind für eine gesunde Ernährung in genügender Auswahl vorhanden. Die heute häufig angebotenen Produkte mit reduziertem Fett-, Kohlenhydrat- und Kaloriengehalt, die sog. Light-Produkte, können jedoch ein abwechslungsreicheres Gestalten des Menüplanes unterstützen. Aber auch sie sind prinzipiell nicht notwendig. Energieverminderte und -arme Lebensmittel können ebenso gut durch geringere Portionen der Normalprodukte mit natürlichem Fett- und Kohlenhydratgehalt ersetzt werden. Aus den USA kommen nun künstliche «Fette», deren Struktur und Geschmack fettähnlich sind. Sie werden aber aus Eiweiss, z. B. aus Hühnereiweiss, gewonnen für Mayonnaise, Icecrème usw.

Kohlenhydratverminderte Lebensmittel
(früher sogenannte «Diabetiker-Produkte»)

Wenn der Gehalt an verwertbaren Kohlenhydraten (inkl. Zuckeraustauschstoffe) im genussfertigen Produkt im Vergleich zum entsprechenden Normalerzeugnis um mindestens 40% – bei Brot, Back- und Dauerbackwaren sowie Teigwaren um mindestens 30% – herabgesetzt ist, spricht man von «kohlenhydratverminderten» Lebensmitteln. Auf der Packung oder Etikette müssen die verwertbaren Kohlenhydrate inkl. Zuckeraustauschstoffe detailliert und mengenmässig angegeben werden. Zusätzlich müssen sie den Hinweis tragen: «10 g Kohlenhydrate (inkl. Zuckeraustauschstoffe) sind in x g oder y ml enthalten.»

Bedingungen für die Bezeichnung «kohlenhydratverminderte» Lebensmittel sind:

– Disaccharide (z. B. Kristallzucker), Maltodextrin (z. B. aus Maisstärkesirup) und hydrierte Stärkehydrolysate dürfen nicht zugefügt wer-

■□□

den, weil bei ihrem Abbau Traubenzucker und somit ein rascher Blutzuckeranstieg entsteht.
– Der Fettgehalt darf gegenüber dem Referenzprodukt nicht erhöht sein.

Der Begriff «Diabetiker-Produkt», z. B. Diabetiker-Schokolade, -Brot oder -Konfitüre wird heute in der Schweizerischen Lebensmittelverordnung nicht mehr geführt und ist nicht mehr gestattet, um nicht den Eindruck zu erwecken, diese Produkte seien für die Gesundheit der Diabetiker besonders geeignet.[10] Die Lebensmittelverordnung erlaubt lediglich die Hinweise: «Unter Anrechnung in der Diät für Diabetiker verwendbar» oder «im Rahmen eines Diätplanes für Diabetiker verwendbar».

Zuckermodifizierte Lebensmittel und Zuckeraustauschstoffe

Ein Lebensmittel gilt als «zuckermodifiziert», wenn die Saccharose (Kristallzucker) oder andere Zuckerarten im Vergleich zum Normalerzeugnis vollständig durch Fruktose oder Zuckeraustauschstoffe mit oder ohne Zusatz von Süssstoffen ersetzt worden sind. Auch bei diesen Produkten schreibt die Schweizerische Lebensmittelverordnung vor, dass auf der Verpackung angegeben wird, wieviel Gramm des Produktes 10 g Kohlenhydraten entspricht (d. h. einem Wert). Die im Volksmund immer noch so benannte **«Diabetiker-Konfitüre»** ist beliebt, weil neben den schon natürlich vorkommenden Zucker und anderen Zuckerarten kein Haushaltzucker (Saccharose) zugefügt ist. Als Zuckerersatz werden vor allem Fruchtzucker oder Zuckeraustauschstoffe verwendet, die mit oder ohne Zusatz von Süssstoffen nicht direkt Blutzucker bilden. Die kalorienhaltigen Zuckeraustauschstoffe – häufig bei industriell erzeugten Konfitüren verwendet – führen wegen der nicht selten abführenden Wirkung von Zuckeraustauschstoffen zu Blähungen und Durchfall. Diese Nebenwirkungen werden jedoch meistens nicht mit dem Genuss von «Diabetiker-Konfitüre» in Verbindung gebracht. Wenn z. B. nach dem Frühstück eine abführende Wirkung auftritt, sollte deshalb festgestellt werden, ob die Etikette der Konfitüre Sorbit, Xylit, Maltit, Lactit usw. aufführt. Polydextrose gilt als kalorienarmer, Kohlenhydrate enthaltender «Füllstoff» und wird auch vermehrt für Konfitüre verwendet.

Die sogenannte **«Diabetiker-Schokolade»** gilt als «zuckermodifiziertes Lebensmittel», wenn die Saccharose oder andere Zuckerarten vollständig durch Fruktose oder Zuckeraustauschstoffe, mit oder ohne Zusatz

---

[10] Die EG-Gesetzgebung wird den Begriff «Diabetiker-Produkt» wieder gestatten.

von Süssstoffen, ersetzt worden ist. Der schon hohe Fettgehalt gewöhnlicher Schokolade wird aber dadurch nicht vermindert.

Erfrischungsbonbons ohne Zucker («sugarless») enthalten Zuckeraustauschstoffe mit (oder ohne) künstlichen Süssstoffen. Sie gelten deshalb als «zahnfreundlich». Sie tragen die Aufschrift: «Kann bei übermässigem Verzehr abführend wirken». In Wirklichkeit ist dies auch schon bei «normalem» Konsum der Fall.

Süssstoffe
(früher sogenannte «künstliche Süssstoffe»)

Die Süssstoffe haben in kleinen Mengen eine grosse Süsskraft. Ihr Vorteil ist, dass sie nicht kalorienhaltig sind. Sie haben keine Verwandtschaft mit den kalorienhaltigen Zuckeraustauschstoffen. Sie haben auch keine konservierende Wirkung und haben keine Masse. Einige in der Schweiz erhältliche Süssstoffe sind: Saccharin, Cyclamat, Acesulfam-K, Aspartam. In angemessenen Mengen sollten sie keine nachteiligen Auswirkungen auf die Gesundheit zur Folge haben. Thaumatin ist ein intensiv süsser Stoff, der bisher nur in Kaugummi verwendet wird. Der Vorteil ist, dass er ein natürlicher Stoff aus einer afrikanischen Beerenfrucht ist.

Die künstlichen Süssstoffe und Zuckeraustauschstoffe sind sehr populär bei Diabetikern und Nichtdiabetikern, weil sie nicht zu den Zuckerarten gehören und in vernünftiger Menge harmlos sind. Sie geben nicht Blutzucker. Maltodextrine werden häufig mit künstlichen Süssstoffen gemischt, um deren fehlende Masse zu ersetzen. Sie sind Stärkeabbauprodukte und geben Blutzucker wie gewöhnlicher Zucker. In kleinen Gramm-Mengen zusammen mit Süssstoffen werden sie als Süsspulver toleriert.

Sogenannte «Light-Produkte»

Der Begriff «Light» ist keine lebensmittelrechtliche, sondern eine Phantasiebezeichnung und wurde von der Lebensmittelindustrie eingeführt. Nur energieverminderte und energiearme Lebensmittel dürfen die Bezeichnung «light» tragen. Energievermindert bedeutet, dass der Kaloriengehalt um mindestens ein Drittel herabgesetzt ist auf Kosten der Kohlenhydrate oder des Fettgehaltes im Vergleich zum Normalerzeugnis. Bei energiearmen Lebensmitteln ist der Kaloriengehalt um die Hälfte herabgesetzt.

Süssigkeiten

Der Oberbegriff «Süssigkeiten» steht für eine Gruppe von Lebensmitteln, die als gemeinsames Merkmal einen hohen Energiewert und einen relativ geringen Vitamin- und Mineralstoffgehalt besitzen. Zucker und Fett bilden die Grundlage der meisten «süssen» Produkte. Schokolade besteht zur Hälfte aus Zucker und anderen Zuckerarten sowie zu einem Drittel oder mehr aus Fett. 100 g Schokolade enthalten rund 500 Kalorien (2100 Joule), was etwa einem Viertel des täglichen Energiebedarfes eines Erwachsenen entspricht. Süssigkeiten, welche Zucker (Saccharose), Malzzucker, Traubenzucker oder Stärke enthalten, können bei Unterzuckerung (Hypoglykämie) durch Insulin oder Tabletten verwendet werden. Sind diese aber mit Zuckeraustauschstoffen gesüsst, sind sie ungeeignet, weil aus ihnen nicht sofort Blutzucker entsteht.

Nahrungsmittelkunde

Süssigkeiten

Grundlagen der Vollwerternährung

- Süssigkeiten sind kohlenhydrat- und häufig auch fettreich. Die Abbauprodukte von Zucker und anderen Zuckerarten ergeben einen raschen Blutzuckeranstieg. Sie können zu Blutfetterhöhung führen.

- Sie enthalten viel Kalorien.

- Bei ungenügender Zahnpflege führen sie zu Kariesbefall.

- Süssigkeiten besitzen geschmackliche Vorteile. Sie gehören zu unserer «Esskultur».

- Süssigkeiten sind als Genussmittel und nicht als Nahrungsmittel zu betrachten. Sie sollten nur in kleinen Mengen genossen werden und nur ab und zu.

- Das Körpergewicht muss bei der Steuerung des Süssigkeitenkonsums mitberücksichtigt werden.

Empfehlungen für Diabetiker, Herz-Kreislauf-Gefährdete und Ernährungsbewusste

- Diabetiker sollen zurückhaltend mit Süssigkeiten umgehen.

- Diabetiker haben nicht genügend Insulin, um diese zusätzliche Blutzucker-Quelle zu verarbeiten. Sie können hingegen als «Zuckerspender» bei Hypoglykämie verwendet werden. Ein gewöhnlicher Schokoladeriegel zu 20 g enthält ca. 10 g Kohlenhydrate und ist gelegentlich nach dem Essen nicht übergewichtigen Diabetikern erlaubt, sofern sie dies mit den Blutzuckerstreifen kontrollieren können.

- Günstiger ist ein Getreidestengel (20 g) mit Dörrfrüchten, der neben zirka 12 g Kohlenhydraten noch etwas Nahrungsfasern enthält.

- Wenn Diabetiker ein starkes Bedürfnis nach einer Süssigkeit haben, nehmen sie diese am besten im Anschluss an eine nahrungsfaserreiche Mahlzeit.

- Kinder mit Diabetes müssen sich an die Beratung ihres Arztes halten.

2. Teil

Planung und Zusammenstellung einer Vollwertkost für alle in der Familie — mit und ohne Diabetes

1. Empfehlungen für eine gesunde Ernährung für alle am Beispiel «Diabetesernährungsplan»

■ Diabetesvollwertkost ist eine natürliche Ernährung für die ganze Familie, auch bei Problemen mit Gewicht, Herz-Kreislauf, Cholesterin und Blutfett.■

Der Ernährungsplan ist eine wertvolle Hilfe, dem Diabetiker, seiner Familie und einer übrigen ernährungsbewussten Bevölkerung eine ausgewogene und abwechslungsreiche Ernährung zu bieten. Basierend auf fünf verschiedenen Mahlzeitenplänen mit bereits errechneten Kalorien-(Joule)zahlen, wird er den unterschiedlichen Körperkonstitutionen, Bedürfnissen und Lebensbedingungen des Diabetikers und des Nichtdiabetikers gerecht. Der Ernährungsplan enthält grundsätzlich sechs Mahlzeiten: drei Haupt- und drei Zwischenmahlzeiten. Die «Menu»-Vorschläge entsprechen den mitteleuropäischen Ernährungsgewohnheiten. Die Grundnährstoffe Kohlenhydrate, Eiweiss und Fett werden so über den Tag verteilt, dass sie z.B. den Ernährungsgrundsätzen der Europäischen Diabetes-Gesellschaft gerecht werden:

1. Die Kohlenhydrate bilden 50%, die Eiweisse 20% und die Fette 30% der Gesamt-Tagesenergie oder einfacher:
50% Kohlenhydrate stehen im Gleichgewicht mit 50% Eiweiss und Fett.

2. Das Prinzip «fettvermindert-faserreich» wird befolgt.

3. Den schnell- resp. langsamwirkenden Kohlenhydraten wird vermehrt Rechnung getragen.

4. Ein Teil der Nahrung sollte nicht verarbeitet, sondern möglichst naturbelassen konsumiert werden: z.B. als Rohkost, Müesli, frisches Obst.

5. Eine abwechslungsreiche Kost wird angestrebt, die dem Diabetiker den Verzicht auf ungünstige zuckerhaltige Nahrungsmittel erleichtert.

6. Der Diabetiker, der Stoffwechsel- und Herz-Kreislauf-Gefährdete soll kein «Extrazüglein» fahren. Sein Menu lässt sich leicht mit den familiären Essgewohnheiten vereinbaren.

Die Diabetesernährungspläne für 1200–2800 kcal bzw. 5–11.7 MJ haben S. 106 für alle – mit und ohne Diabetes – Gültigkeit und erlauben die Zusammenstellung einer dem heutigen Wissensstand entsprechenden Vollwertkost. Die Mengenangaben mit dem «Zehn-Gramm-Wertesystem» haben sich während Jahrzehnten bei der Diabetesernährung und -beratung in der deutschprachigen Schweiz in der Praxis und im Spital bewährt. Der Ernährungsplan kann von übergewichtigen Menschen und solchen mit Neigung zu erhöhtem Blutfett und Herz-Kreislauf-Risiken verwendet werden, dient aber auch der ganzen Familie als wertvolle Basis für eine Vollwerternährung; dies trifft auch für schwangere Frauen zu. Als kalorienreiche Variante kann der 2800 kcal (11,7 MJ) Plan bei besonderer körperlicher Beanspruchung verwendet werden.

2. Das «Zehn-Gramm-Wertesystem»

Die Verteilung der Nahrung in Portionen mit «Kohlenhydrat-, Eiweiss- und Fettwerten»

Die täglich aufgenommene Nahrung wird als Gesamtenergie oder -brennwert, das heisst als Total der aufgenommenen Kalorien (kcal) oder Joule (kJ) angegeben. Unter dem Brennwert versteht man die Wärmeenergie-Freisetzung, welche beim Verbrennen, das heisst Oxydieren der Nahrungsbestandteile, entsteht. Die Anzahl Kalorien des täglichen Bedarfes ist abhängig vom Körpergewicht (schlank/normal-/übergewichtig), dem beruflichen Tagesablauf (körperlich aktiv, körperlich wenig aktiv, bettlägerig) sowie von physiologischen Bedingungen wie Alter, Sport, Schwangerschaft.

Die Nahrungsenergie und ihre Berechnung

Die aus unserer täglichen Nahrung gewonnene Energie sollte zur Hälfte von Kohlenhydraten und zur anderen Hälfte von Eiweiss und Fett stammen. Mit Energieangaben pro Gramm Nährstoff kann der Anteil Kohlenhydrate, Eiweiss und Fett unserer Nahrung in Kalorien (kcal) oder Joule (kJ) berechnet werden:

Nährstoffe		Kalorien		Joule
1 Gramm Kohlenhydrate	=	4,1 kcal	=	17 kJ
1 Gramm Eiweiss	=	4,1 kcal	=	17 kJ
1 Gramm Fett	=	9,3 kcal	=	39 kJ

Der Einfachheit halber rechnet man mit 4 kcal (17 kJ) für 1 g Kohlenhydrate, 4 kcal (17 kJ) für 1 g Eiweiss, 9 kcal (39 kJ) für 1 g Fett und 7 kcal (29 kJ) für 1 g Alkohol. 10 000 kilo-Joule (kJ) werden als 10 Mega-Joule (MJ) bezeichnet und entsprechen 2400 Kalorien (kcal). Dies entspricht dem Energiebedarf eines mässig körperlich tätigen, männlichen Durchschnittserwachsenen.

Wenn die in den Mahlzeitenplänen vorgegebene Kalorienzahl und die Nährstoffanteile Kohlenhydrate, Eiweiss und Fett genau eingehalten werden sollen, müssen die Nahrungsmittel – wenigstens am Anfang – abgewogen werden. Mit der Zeit kann die Menge aufgrund der erworbenen

Erfahrungen geschätzt werden. Es lohnt sich jedoch, die empfohlene Anzahl Werte – mit Ausnahme der meisten Gemüsewerte – von Zeit zu Zeit nachzuwägen. Viele Diabetiker wägen z. B. die Brotwerte regelmässig ab, weil diese den Blutzucker empfindlich beeinflussen können. Für Diabetiker mit blutzuckermässig leichtem Diabetes findet sich im 3. Teil als S. 107–111 Empfehlung eine «halb-quantitative einfache Diabetesdiät», die nur bei bestimmten Nahrungsmitteln ein Abwägen erfordert. Bei Mahlzeitenplänen, deren Kalorienzahl zur Gewichtsreduktion herabgesetzt sind (Bsp. 1200 Kalorien bzw. 5 Mega-Joule), müssen auch die Eiweiss- und Fettwerte abgewogen werden, weil diese häufig miteinander verbundenen Nahrungsmittelgruppen sehr energiereich sind. Der Diabetiker und der Ernährungsinteressierte sollten das Abwägen nicht als Zwang empfinden, sondern als wertvolles Mittel – vergleichbar einer Medikamentendosis –, um eine erfolgreiche Herabsetzung seines Blutzuckers, seines Blutfettes einschliesslich des Cholesterins, seines Körpergewichtes und Blutdrucks zu erzielen.

Die Zusammensetzung des Mahlzeitenplanes aus Nahrungsmittel-Werten und «versteckten» Kalorien (Joule)

Um einen flexiblen Mahlzeitenplan innerhalb derselben Nährstoff- und Nahrungsmittelgruppe mit austauschbaren Portionen zu erzielen, wurden in der deutschsprachigen Schweiz die «Zehn-Gramm-Werte» geschaffen,[11] die auch von der ehemaligen DDR übernommen wurden und nun zunehmend in ganz Deutschland Fuss fassen. Man unterscheidet grundsätzlich Kohlenhydrat-, Eiweiss- und Fettwerte. Ein Wert basiert auf 10 g des Grundnährstoffes eines bestimmten Nahrungsmittels. Ein Kohlenhydratwert eines vorwiegend kohlenhydrathaltigen Nahrungsmittels enthält 10 g Kohlenhydrate («schnelle» oder «langsame») und entspricht einer Energieportion von zirka 40 Kalorien (170 Joule). Dazu kommen je nach Nahrungsmittel kleinere Mengen Eiweiss oder Fett. Ein Eiweiss- oder Fettwert in einem eiweiss- oder fetthaltigen Nahrungsmittel ent-

---

[11] Das «Zehn-Gramm-Wertesystem» für sechs Nahrungsmittelgruppen zur Vereinheitlichung der Ernährungsberatung bei Diabetes im Spital und in der Arztpraxis wurde vom Autor in einer schriftlichen Version erstmals 1966 am Berner Universitätsspital (Inselspital Bern) als Leiter der Diabetes-Station der Medizinischen Universitätsklinik (1966–1991) eingeführt. Zur geschichtlichen Entwicklung der Ernährungspläne bei Diabetes: A. Teuscher und T. Teuscher: Diabetes-Diät und Volksernährung in der Schweiz: Ernährung als Therapie und Prävention (1953–1989), in: «Medizin» für die Medizin: Arzt und Ärztin zwischen Wissenschaft und Praxis; Festschrift für Hannes G. Pauli (1989), hrsg. von P. Saladin, H. J. Schaufelberger und P. Schläppi, S. 315–328, Helbing u. Lichtenhahn Verlag AG, Basel und Frankfurt am Main.

spricht 10 g Eiweiss resp. Fett. Es wird immer die Hauptenergiequelle als Wert angegeben. Die «versteckten» Energiequellen der anderen beiden Nährstoffgruppen werden nicht als Wert erfasst, jedoch in die Kalorien-(Joule)zahl des betreffenden Kalorien(Joule)planes einbezogen. Fleisch wird z. B. als Eiweisswert erfasst, enthält jedoch auch «verstecktes» Fett, das nicht als Wert ausgedrückt, jedoch in Bezug auf seine Kalorien (Joule) mitberechnet wird. Eiweiss und Fett sind in der Regel kombiniert im selben Nahrungsmittel vorhanden und beeinflussen daher auch entscheidend die Kalorien(Joule)zahl eines Nahrungsmittels. Ein reiner Eiweisswert existiert praktisch nicht; er entspräche 40 Kalorien (170 Joule). Reines Fett und Öl hingegen lassen sich als Wert erfassen und entsprechen 90 Kalorien (380 Joule).

Die Austauschmöglichkeiten der Nahrungsmittel untereinander

Ziel der Austauschtabelle ist es, die Ernährung des Diabetikers, seiner Familie und einer weiteren ernährungsbewussten Bevölkerung abwechslungsreich zu gestalten. Sie zeigt auf, wieviel Gramm eines Nahrungsmittels einem Brot-, Gemüse-, Obst-, Milch-, Eiweiss- oder Fettwert entsprechen. Die Nahrungsmittel können so innerhalb einer der sechs Wertegruppen, teilweise auch zwischen den Gruppen (z. B. Gemüse-Obst), bei jeder Mahlzeit ausgetauscht werden. Die Austauschtabelle gibt an, welche Nahrungsmittel nicht beschränkt sind, welche berechnet werden sollten und welche nicht empfohlen werden. Sie ist eine wertvolle Hilfe bei der Menuzusammenstellung. Mit dem gleichen Vorgehen lässt sich auch eine gesunde und vollwertige Kost für die ganze Familie zusammenstellen. Für die küchenfertige Nahrungsmittelmenge können pro Familienmitglied die Anzahl Werte je nach Kalorien(Joule)bedarf festgelegt
S. 73, S. 95 und für die Familienmahlzeit zusammengezählt werden (siehe Kalorien (Joule)empfehlungen).

Die Auswahl des Mahlzeitenplanes nach der erwünschten Kalorien(Joule)zahl

Die Anzahl Werte eines Mahlzeitenplanes werden von der Gesamtkalorien(Joule)zahl abgeleitet. Die nachfolgenden **Kalorien(Joule)empfehlungen** beruhen auf persönlichen Erfahrungen und können z. B. für Diabetiker als **Richtwerte zu Beginn** einer Diabetes-Therapie verwendet
S. 95 werden. In der Folge sollte die Kalorien(Joule)zahl sowie die Anzahl der Werte und deren Verteilung den Resultaten der Diabeteskontrolle (Blut-

■■□

zucker, HbA1, HbA1c, Fructosamin, Cholesterin und andere Blutfette, Körpergewicht) angepasst werden. Die Kalorienangaben gelten für Erwachsene mit oder ohne Diabetes.

Erwachsene(r) Diabetiker(in) oder Ernährungsbewusste	Kalorien(Joule)plan (MJ = Mega-Joule)
Mit leichter körperlicher Tätigkeit («normalgewichtige Frau»)	2000 kcal (8,4 MJ)
Mit leichter körperlicher Tätigkeit («normalgewichtiger Mann»)	2400 kcal (10 MJ)
Mit schwerer körperlicher Tätigkeit («körperlich Aktive»)	2800 kcal (11,7 MJ)
Ohne besondere körperliche Tätigkeit («Standarddiät», Bsp. Einstellung eines Diabetes «Typ 1»)	1800 kcal (7,6 MJ)
Für leichte Gewichtsreduktion («energievermindert») («Standarddiät», Bsp. Diabetes «Typ 2»)	1600 kcal (6,7 MJ)
Im Spital («Spital-Standard-Diabetes-Diät»)	1600 kcal (6,7 MJ)
Mit Ziel einer Gewichtsreduktion («Abmagerungsdiät» = «energiearm»)	1200 kcal (5 MJ)

Der 1800 kcal (7,6 MJ) Plan basiert auf der Ergänzung eines vorberechneten 1600 kcal (6,7 MJ) oder auf Reduktion eines 2000 kcal (8,4 MJ) Planes; eine weitere Berechnungsmöglichkeit ist der von der Ernährungsberaterin oder dem Arzt ausgearbeitete individuelle Mahlzeitenplan.

Die Begriffe «energieverminderte» = −30% und «energiearme» = −50% Diät beziehen sich auf ein Kalorien(Joule)bedürfnis von 2400 kcal (10 MJ) eines männlichen Durchschnittserwachsenen = 100%: «energievermindert» = 1600 kcal (6,7 MJ), «energiearm» = 1200 kcal (5 MJ).

3. Anleitung zur Verwendung der Diabetesernährungspläne mit dem «Zehn-Gramm-Wertesystem»

Wiederholung

Zur Zusammenstellung einer qualitativ ausgewogenen Ernährung, die auch mengenmässig nach Kalorien (Joule) erfasst werden kann, wurden die sogenannten «Werte» geschaffen. Sie umfassen:

- die drei mehrheitlich kohlenhydrathaltigen **Brot-, Gemüse-** und **Obstwerte**
- die kohlenhydrat-, eiweiss- und fetthaltigen **Milchwerte**
- die mehr oder weniger fetthaltigen **Eiweisswerte**
- die **Fettwerte**

Im Mahlzeitenplan werden die kohlenhydrathaltigen Werte so auf die drei Haupt- und drei Zwischenmahlzeiten verteilt, dass für Diabetiker u.a. möglichst günstige Blutzuckerwerte, vor dem Essen von 5–7 mmol/l = 90–130 mg/dl, im Laufe des Tages 7–10 mmol/l = 130–180 mg/dl erzielt werden können. Ernährungsbedingte zu hohe oder zu niedrige Blutzucker sollen mit zeitlich individuell angepasster Verteilung der Kohlenhydratwerte vermieden werden. Ferner werden die Eiweiss- und Fettwerte aufgrund neuester Erkenntnisse so reduziert, dass auch die unerwünschten Nebeneffekte, wie zu hoher Blutfettgehalt und zu hohes Cholesterin, beeinflusst werden können.

Verteilung der Mahlzeiten über den Tag

Generell ist für den Diabetiker, aber auch für Übergewichtige auf Abmagerungsdiät die Einnahme von drei Haupt- und drei Zwischenmahlzeiten im Zweieinhalb- bis Dreistunden-Intervall zu empfehlen, weil so die Blutzuckerspitzen nach den Mahlzeiten weniger ausgeprägt sind. Die Zwischenmahlzeiten verhindern das Auftreten eines störenden Hungergefühls und ein zu tiefes Absinken des Blutzuckers (Hypo) besonders bei Insulin-, aber auch bei Tablettenbehandlung.

Beispiel über die **Verteilung von drei Haupt- und drei Zwischenmahlzeiten**:

Frühstück. . . . . 07.00 Uhr
Vormittags-Zwischenmahlzeit . . . . 09.00 bis 10.00 Uhr
Mittagessen. . . . . 12.30 bis 13.00 Uhr
Nachmittagszwischenmahlzeit . . . . 15.30 bis 16.00 Uhr
Abendessen. . . . . 18.30 bis 19.00 Uhr
Spätmahlzeit . . . . 22.00 Uhr

Empfehlungen bei Diabetes

Bei nicht-insulinabhängigen und leichteren Fällen von Diabetes kann auf die Zwischenmahlzeiten verzichtet werden, oder diese werden den Hauptmahlzeiten zugerechnet.

Bei Behandlung mit Insulin und blutzuckersenkenden Tabletten sollte der Sechs-Mahlzeiten-Plan eingehalten werden, um einen möglichen Blutzuckerabfall (Hypo) zu verhindern. Auch für übergewichtige Diabetiker empfiehlt es sich, mehrere kleinere Mahlzeiten einzunehmen, weil so Blutzuckerschwankungen und das Hungergefühl geringer sind.

Bei insulinbehandelten Diabetikern ist für die Festlegung der Mahlzeitenintervalle die Wirkungsdauer und die Dosis des Insulins entscheidend. Die Mahlzeiten müssen entsprechend der maximalen Wirkungsdauer des Insulins dem persönlichen Bedürfnis angepasst werden.
■ Am sichersten ist es, wenn alle 3 Stunden gegessen wird (Haupt- und Zwischenmahlzeiten).■

Bei Diabetikern, die das **Basis-Bolus-System** verwenden, das heisst die Überlagerung einer Injektion von Depotinsulin vor dem Zubettgehen mit rasch wirkendem Insulin während des Tages vor den drei Hauptmahlzeiten, kann je nach Blutzuckerverlauf auf die Zwischenmahlzeiten verzichtet werden. Zum Einhalten der vorgesehenen Anzahl Kalorien (Joule) müssen die Werte der Zwischenmahlzeiten vom Vormittag und Nachmittag teils oder gesamthaft den Hauptmahlzeiten zugerechnet werden. Bei der Insulinbehandlung des Typ 1 Diabetes mit drei Injektionen Insulin vor den Mahlzeiten und einer vor dem Zubettgehen wird versucht, die natürliche Auslösung der Insulinbildung nachzuahmen: eine basale 24-Stunden-Insulinproduktion – die Leber gibt zwischen den Mahlzeiten ständig Zucker ins Blut ab – und zum Essenszeitpunkt die den Kohlenhydrat-Werten entsprechende Ess-Insulinmenge.

Die Austauschtabelle

Die Austauschtabelle ist die Grundlage für die persönliche Zusammenstellung eines Menuplanes. ■ Sie gibt an, wieviel Gramm eines bestimmten Nahrungsmittels einem Brot-, Gemüse-, Obst-, Milch-, Eiweiss- oder

Fettwert entsprechen.■ So kann auf die besonderen Bedürfnisse des Einzelnen eingegangen werden. Wer auf das Weissbrot nicht verzichten möchte, kann aus der Tabelle ablesen, dass er vom Weissbrot entsprechend weniger essen darf als zum Beispiel von Vollkornbrot (25 g Vollkornbrot gegenüber 20 g Weissbrot).[12] Sie gibt auch wertvolle Hinweise auf nahrungsfaserreiche Nahrungsmittel, die länger im Magen verweilen, einen verzögerten Blutzuckeranstieg bewirken, das Hungergefühl dämpfen und die Sättigungswirkung verstärken.

■ Die Grundlage der Berechnung beruht darauf, dass der einzelne Wert derjenigen Gewichtsportion in Gramm eines Nahrungsmittels oder der Flüssigkeitsmenge in Deziliter entspricht, die je 10 g Kohlenhydrate oder Eiweiss oder Fett enthält. Diese auf Kohlenhydrat, Eiweiss oder Fett berechneten Nahrungsmittel weisen aber zusätzlich zum Hauptgrundnährstoff auch noch mehr oder weniger der beiden anderen Grundnährstoffe auf. Deshalb kann der Gesamtgehalt an Kohlenhydraten, Eiweiss und Fett sowie die Kalorien(Joule)zahl nur ungefähr durch die Addition aller Werte errechnet werden. Die Gesamtkalorien(Joule)zahl eines ausgerechneten Ernährungsplanes versucht aber, die Energiemenge aus allen verwendeten Nahrungsmitteln zu erfassen. Je nach persönlicher Auswahl der Nahrungsmittel innerhalb der gleichen Gruppe wird die nach Werten berechnete Gesamtkalorien(Joule)zahl um etwa 100–200 Kalorien (420–840 Joule) nach oben oder unten variieren.■

S. 104

Ein praktisches Beispiel
zur Verwendung eines oft eingesetzten
Ernährungsplanes mit und ohne Diabetes:
2000 kcal (8,4 MJ)

Der 2000 kcal (8,4 MJ) Plan der Stiftung Ernährung und Diabetes Bern enthält 50% Kohlenhydrate = 1000 kcal (4,2 MJ); dividiert durch 4 Kalorien (17 J) entsprechend 1 g Kohlenhydrat ergibt dies 250 g Kohlenhydrate. Die

---

[12] Die 6. Auflage 1989 unserer Diabetesernährungspläne enthält noch die seit Jahrzehnten gebräuchlichen Mengenangaben für einen Brotwert: 15 g Weissbrot, 20 g Vollkornbrot, 12 g Knäckebrot. Die neuen Nährwerttabellen (Referenzwerke sind im 3. Teil, Kapitel 15, angeführt) geben höhere Brotmengen für 10 g Kohlenhydrate an: 20 g Weissbrot, 25 g Vollkornbrot, 15 g Knäckebrot.

S. 118

Hier muss betont werden, dass Nährwertangaben für Kohlenhydrate, Eiweiss und Fett je nach Auswahl der Stichprobe und der Analysenmethodik zum Teil beträchtlichen Schwankungen unterliegen und die Gramm-Angaben nur den gerundeten Mittelwerten entsprechen.

■■□

übrigen 50% = 1000 kcal (4,2 MJ) verteilen sich bezogen auf die Gesamt-energie von 2000 kcal (8,4 MJ) wie folgt: 20% Eiweiss = 100 g = 400 kcal (1,7 MJ) und 30% Fett = 65 g = 600 kcal (2,5 MJ). Das Prozent-Prinzip 50 : 20 : 30 der Aufteilung der Tagesenergie gilt generell für alle hier beschriebenen Kalorien(Joule)pläne.

Der 2000 kcal (8,4 MJ) Plan sieht die folgende Verteilung der Kohlenhy-drat-, Eiweiss- und Fettwerte vor:

1. Frühstück

Es enthält die folgenden Werte zur Verteilung:
– 4 Brotwerte
– 1 Milchwert
– 1 Eiweisswert
– 1 Fettwert

Brotwerte: Die vier Brotwerte lassen sich beliebig auf Brot oder Getrei-deflocken verteilen: 100 g Vollkornbrot oder sonntags 80 g Weissbrot (Zopfbrot) für die Liebhaber von Brot, 60 g ungezuckerte Flockenmi-schung für die Müeslifreunde.

Milchwert: Wer zum Frühstück gerne Milch trinkt, kann den einen Milch-wert in Form von 2 dl Milch zu sich nehmen. Kaffee- und Teetrinker bevorzugen vielleicht ein Joghurt (1 Becher Fruchtjoghurt mit Süssstoff oder 1 Becher Joghurt nature oder 1 Becher Joghurt-Drink mit Süssstoff, alle zu 180–200 g). Freunde von Müesli können die Milch resp. das Jo-ghurt auch mit den Flocken vermischen.

Eiweisswert: Wer Hausmannskost liebt, kann ein Frühstücksei wählen oder 40 g Mager- bis Halbfettkäse. Vollfett-, Rahm- und Doppelrahmkäse sind fettreich und sollten zugunsten der Mager- und Halbfettkäse einge-schränkt oder besser weggelassen werden. Trockenfleisch (30 g) lässt sich gut zum Brot kombinieren. Fettreich hingegen sind Cervelas, Auf-schnitt, Salami, Speck, aber auch die Light-Wurstwaren. In einem solchen Eiweisswert ist auch der Fettwert schon enthalten.

Fettwert: Wer am mitteleuropäischen Frühstück mit dem Konfitürenbrot hängt, kann seine «Schnitten» mit 10 g Butter (eine kleine Restaurant-Portion) oder 20 g Butter «light» oder Halbfett-Margarine bestreichen. Ein bis zwei Kaffeelöffel kohlenhydratverminderter oder -modifizierter Konfi-türe dazu sind erlaubt. Müeslifreunde verwenden den Fettwert für 20 g Nüsse, Kerne oder Samen. Eine Reduktion des Fettanteils ist immer mög-lich.

2. Vormittags-Zwischenmahlzeit (9–10 Uhr)

Sie enthält die folgenden Werte zur Verteilung:
- 2 Obstwerte oder
- 2 Brotwerte oder
- 1 Obstwert und 1 Brotwert

Sie ist vor allem bei Diabetikern unter Insulin- oder Tablettenbehandlung (Zeitpunkt des Beginns der maximalen Wirkung auf den Blutzucker) wichtig, damit der Blutzucker nicht zu tief abfällt, vor allem auch, wenn körperliche Arbeit geleistet wird. Bei körperlicher, aber auch sitzender Tätigkeit neigt der Blutzucker unter Insulin dazu, zwischen elf und zwölf Uhr abzufallen. Es empfiehlt sich deshalb, einen Teil der Zwischenmahlzeit zu diesem Zeitpunkt einzunehmen. Im Spital führt eine Zwischenmahlzeit zwischen neun und zehn Uhr häufig zu erhöhtem Blutzucker vor dem Mittagessen. Unter Spitalbedingungen sollte die Zwischenmahlzeit reduziert oder weggelassen werden, wenn der Blutzucker zwischen 11 und 12 Uhr erhöht ist.

Obstwerte: Obst eignet sich am besten zur Zwischenmahlzeit und ist auch sehr beliebt.

Brotwerte: Je nach Diabeteskontrolle kann auch Brot in beliebiger Form, vorzugsweise aber Vollkornbrot, eingenommen werden. Ein Gipfel (Kipfel, Hörnchen) oder ein Brötchen entspricht 2 Brotwerten.

Merke: Im Laufe des Vormittages können Brot und andere stark kohlenhydrathaltige Nahrungsmittel den Blutzucker rasch ansteigen lassen, weil die Empfindlichkeit, auf körpereigenes oder gespritztes Insulin zu reagieren, zu dieser Zeit vermindert sein kann.

3. Mittagessen

Es enthält die folgenden Werte zur Verteilung:
- 4 Brotwerte
- 1–2 Gemüsewerte
- 1 Fettwert (Öl zur Zubereitung)
- 2 Eiweisswerte
- 1 Obstwert

Der Gestaltung des Mittagessens sind fast keine Grenzen gesetzt. Das nachfolgende Beispiel illustriert eine mögliche Variante.

Brotwerte: Die Auswahl reicht vom Brot (80–120 g) über Kartoffeln (240 g insgesamt), Reis, Maisgries, Teigwaren bis zu Hülsenfrüchten (je 160–200 g gekocht). Wer Wert auf nahrungsfaserreiche Kost legt, bevorzugt zum Beispiel Vollkornbrot, ungeschälten Reis, Linsen oder Hirse.

■■□

Diese faserreichen, wenig verarbeiteten Nahrungsmittel bleiben länger im Magen, hemmen also auch das Hungergefühl und geben langsamer Blutzucker. Wer leichtere Kost bevorzugt, kann die verarbeiteten Nahrungsmittel wie polierten Reis oder Teigwaren aus Weissmehl in gleichen Mengen (insgesamt 60 g roh gewogen) auswählen. Wer Kartoffeln bevorzugt, muss beachten, dass unsere Kartoffelgerichte oft mit Fett zubereitet werden (Kartoffelstock mit Butter, Bratkartoffeln oder Pommes Chips mit Öl). Auf die versteckten Fettwerte muss daher sorgfältig geachtet werden.

Gemüsewerte: Die Austauschtabelle unterscheidet freie und zu berechnende Gemüse. Die zu berechnenden Gemüse sind jedoch in der Minderheit. Am beliebtesten davon sind wohl die Rüebli (Karotten) oder frische Maiskolben. Je nach Bedarf können 1 bis 2 Gemüsewerte berechnet werden. Auch bei der Zubereitung von Gemüse muss auf die versteckten Fette geachtet werden. Weisse Saucen oder ausgelassene Butter sind kalorien(joule)reich und sollten besser vermieden werden.

Fettwert: Er wird meist in Form von Öl bei der Zubereitung von Fleisch und Salat gebraucht.

Eiweisswerte: Hauptlieferant des Eiweiss beim Mittagessen ist das Fleisch. Auch hier kann nach Belieben ausgewählt werden, wobei darauf zu achten ist, dass möglichst mageres Fleisch verwendet wird. Die Fleischration beträgt insgesamt 80 g gekocht oder 100 g Rohgewicht. Sie kann durch 100 g Fisch gekocht resp. 200 g Fisch mit Kopf und Gräten ersetzt werden, durch 100 g Geflügelfleisch resp. 140 g Geflügel mit Knochen oder Käse-, Eierspeisen, Tofu u.s.f.

Obstwert(e): Die Wahl des Obstes sollte sich nach dem Saisonangebot richten. Dabei ist dem frischen Obst oder dem frischen Fruchtsalat der Vorzug zu geben. Wer die Vormittagsmahlzeit auslässt (zum Beispiel bei Behandlung mit rasch wirkendem Insulin vor den Hauptmahlzeiten), kann die beiden Obstwerte zur Nachspeise verwenden und hat folglich insgesamt drei Werte zur Verfügung, die aber in Abständen genossen werden sollten, um den Blutzucker nicht zu stark ansteigen zu lassen. Wer lediglich am Morgen Depotinsulin oder eine Mischung mit rasch wirkendem Insulin spritzt, muss die Zwischenmahlzeit einhalten. Er kann nach Belieben aus einer reichhaltigen Obstpalette auswählen. Besonders als Nachspeise sind geeignet: Äpfel, Birnen, Beeren, Grapefruit, Kiwi, Melonen, Orangen. Sehr süsse Früchte wie süsse Kirschen, Mirabellen, Bananen und Trauben müssen im Gewicht entsprechend der Tabelle Tab. S. 41 reduziert werden. Wer zum Essen gerne einen Deziliter Fruchtsaft (ungezuckert) trinkt, muss die Nachspeise entsprechend um einen Wert reduzieren.

4. Nachmittags-Zwischenmahlzeit (15–16 Uhr)

Sie enthält wahlweise die folgenden Werte zur Verteilung:
– 2 Brot- oder Obst- oder Milchwerte

Eine Nachmittags-Zwischenmahlzeit ist besonders wichtig bei Patienten, die am Morgen ein Depotinsulinpräparat spritzen, da die maximale Wirkung dieser Insuline während des Nachmittags weiter anhält und alle drei Stunden eine Zwischenmahlzeit nötig ist.

Es empfehlen sich die folgenden Werte-Kombinationen:
2 Obstwerte, 1 Brotwert + 1 Obstwert oder 1 Brotwert + 1 Milchwert oder 1 Obstwert + 1 Milchwert. Vor körperlicher Arbeit sollte vor allem die Kombination Brotwert/Eiweisswert (zusätzlich) bevorzugt werden.

5. Abendessen

Es enthält die folgenden Werte zur Verteilung:
–   4 Brotwerte
– 1–2 Gemüsewerte
–   2 Eiweisswerte
– 1/2 Fettwert
–   1 Obstwert
–   1 Milchwert

Das Abendessen ist im Mahlzeitenplan so konzipiert, dass eine volle warme Mahlzeit mit Fleisch, Gemüse und Beilagen sowie Obst als Nachspeise eingenommen wird. Wer jedoch ein traditionelles Nachtessen mit Brot, Käse oder fettverminderten Wurstwaren bevorzugt, sollte diese mit einem Salat und Obst ergänzen.

Auch ein Birchermüesli stellt ein vollwertiges Abendessen dar und wird aus allen Werten zusammengestellt, unter Verwendung eines zusätzlichen Obstwertes anstelle des Gemüsewertes.

6. Spätmahlzeit (vor dem Zubettgehen)

Sie enthält folgende Werte zur Verteilung:
– 1 Milchwert
– 1 Obstwert

Der Spätimbiss enthält einen Milch- und einen Obstwert. Vorgeschlagen werden ein Joghurt nature oder Light-Joghurt zu 180–200 g und Obst nach freier Wahl aus der Austauschtabelle, wobei sich Äpfel besonders eignen. ■ Diabetiker, die Insulin vor dem Zubettgehen spritzen oder während der Nacht hypogefährdet sind, sollten die «langsamen» Kohlenhy-

■■□

drate, zum Beispiel in Form von Flocken, Obst oder Joghurt, bevorzugen. Bei Hypo-Risiko nach Mitternacht ist die Wahl eines Müesli, ergänzt durch eingesparte Werte vom Nachtessen, geeignet, um eine länger andauernde Blutzuckerwirkung (bis zu 5 Stunden) zu erzielen.■

Anmerkung

Da sich diese Vorschläge auf den 2000 kcal (8,4 MJ) Plan abstützen, können die Menu-Vorschläge nicht tel quel auf andere Pläne übertragen werden. Es kommt sowohl bei der Anzahl der Werte als auch deren Verteilung zu Abweichungen. Zur genaueren Erläuterung empfiehlt sich die Besprechung mit einer Ernährungsberaterin. Das obgenannte Beispiel zeigt, dass ein Mahlzeitenplan so viel Spielraum lässt, dass ihn jeder nach seinen persönlichen Bedürfnissen gestalten kann. Er kann ohne weiteres den Essgewohnheiten der übrigen Familienmitglieder angepasst werden. ■ Der Diabetiker muss kein Extrazüglein fahren, sondern lediglich auf das Einhalten der vorgeschriebenen Werte achten. Er kann am gemeinsamen Mahl teilnehmen, sofern dieses sich nach den neuesten Ernährungsgrundsätzen «kohlenhydrat-faserreich/fettreduziert» richtet.[13]■

Rezeptbücher

M. Landenberger/B. Schütz/R. Wendler: *Das neue Kochbuch für Diabetiker,*
Wilhelm Heyne Verlag, München, 1988.

B. Zenobi-Lichti:
Kulinarisches Diabetiker-Handbuch; erhältlich bei den Sektionen der Schweizerischen Diabetes-Gesellschaft, Zürich, 1991.

K. v. Koerber/B. Hammann/G. Willms: *Für Diabetiker: Vollwert-Ernährung,*
GU Gräfe und Unzer GmbH, München, 1991.

D. Lübcke/B. Willms: *Kochbuch für Diabetiker,*
TRIAS Thieme Hippokrates Enke, Stuttgart, 1990.

[13] Ausführlicher ist dieses Ernährungsprinzip beschrieben in: A. Teuscher: Gesunde Ernährung für alle (1986). Stiftung Ernährung und Diabetes, 3012 Bern.
Eine Übersicht über die Kalorien(Mega-Joule)-Mahlzeitenpläne 1200(5), 1600(6,7), 2000 (8,4), 2400(10) und 2800(11,7) findet sich im 3. Teil, Kapitel 11. S. 106

■■□

Allgemeine und spezielle Ernährungsempfehlungen

u. a. mit

einer kleinen Ernährungslehre

einer Zusammenstellung der Ernährungspläne für 1200–2800 kcal (5–11,7 MJ) nach Werten

Neuen Schweizerischen Nährwerttabellen zur Diabetes-Vollwerternährung

1. Kleine Ernährungslehre für alle – mit und ohne Stoffwechselkrankheiten

Zusammenfassende Erläuterungen zur neuen Vollwerternährung einschliesslich der Vorbeugung gegen erhöhte Blutzucker-, Blutfett-, Cholesterin- und Blutdruckwerte sowie Übergewicht

■ Die nahrungsfaserreich-fettreduzierte Vollwerternährung ist als Grundlage für die Behandlung des Diabetes entwickelt worden. In den letzten Jahren hat sich die üblicherweise als «neue» Diabetesdiät bezeichnete Ernährungsform als grundsätzlich günstige Ernährung für die gesamte erwachsene Bevölkerung, aber auch für gesunde Kinder und Jugendliche erwiesen. Die Zusammensetzung bleibt für alle Kalorienstufen gleich mit einer Energieverteilung von 50% für komplexe Kohlenhydrate, 30% für Fett, 20% für Eiweiss und 30–40 g Nahrungsfasern.

S. 106 In diesem Teil des Buches finden sich nach verschiedenen Kalorienstufen ausgerechnete Diabetesernährungspläne, welche als Ernährungsgrundlage für die Bedürfnisse der gesamten Bevölkerung dienen können. Die beste Wirkung haben Ernährungspläne, wenn sie im Rahmen der Ernährungsberatung durch eine Fachkraft erläutert werden.■

1. Vollwerternährung für alle:

Diabetiker können die «Kleine Ernährungslehre» zur Information über die Kohlenhydrate bei der Durchführung ihrer täglichen Diabetesdiät verwenden. Herz-Kreislauf-Gefährdete werden sich vorwiegend mit der Fettreduktion befassen, um die Arteriosklerose der Herzkranzgefässe zu bremsen. Übergewichtige müssen die kalorien(joule)reichen Nahrungsmittel, die Fette allgemein und im besondern die fettreichen tierischen Produkte meiden, können aber die komplexen Kohlenhydrate – unter Ausschluss von zuckerhaltigen Produkten – im Bereich ihrer Kalorienzahl bevorzugt weiter nehmen. Die ernährungsbewusste Bevölkerung kann die vorliegenden Erläuterungen zum Aufbau einer Vollwertkost für eine gesunde Familienernährung verwenden.

■■■

2. Neuere Inhalte der heutigen Ernährungsempfehlungen sind:

- Mehr nahrungsfaserhaltige, komplexe und naturbelassene Kohlenhydrate geben langsameren Blutzuckeranstieg nach Mahlzeiten, sättigen besser und haben einen günstigen Einfluss auf Blutfette und Cholesterin.
- Wenig Fett, besonders tierisches, vermindert das Arterioskleroserisiko vor allem in Herz- und Gehirnarterien. Einfach ungesättigtes Olivenöl und Fischöle hemmen die Entstehung von Blutgerinnseln in Herzarterien.
- Mehr pflanzliche und weniger tierische Eiweisse senken den Fettgehalt der Nahrung und die Blutfettbildung (Neutralfette, Cholesterin).
- Der Milchkonsum beträgt 6 dl täglich (5 dl für 1200 kcal bzw. 5 MJ), um den Vorschlägen für vermehrte Kalziumzufuhr zur Osteoporose-Vorbeugung (Alters-Knochensprödigkeit) zu genügen. Bei Übergewicht und zuviel Blutfett soll fettreduzierte Milch konsumiert werden.

3. Generelle Empfehlungen:

- möglichst wenig raffinierter Zucker, viel «komplexe» Stärke und Nahrungsfasern
- mehr naturbelassene, rohe und wenig verarbeitete Nahrungsmittel
- mehr einfach ungesättigte und essentielle Fettsäuren
- möglichst wenig gesättigte Fette, sondern vorzugsweise einfach und mehrfach ungesättigte Fette und Öle und geringe Cholesterinzufuhr: Reduktion des Herz-Kreislaufrisikos
- weniger Alkohol

4. Neue europäische Ernährungsrichtlinien[14] für die Ausarbeitung individueller Ernährungspläne zur Diabetesbehandlung und -vorbeugung: Energieverteilung: Kohlenhydrate 50–55%, Fett 30–35%, Eiweiss 15–20%, Nahrungsfasern 30–40 g/Tag, Kochsalz 5–10 g/Tag, begrenzter Alkoholkonsum von nicht mehr als 10–30 g/Tag entsprechend 1–3 dl Wein.

---

[14] Die offiziellen europäischen Empfehlungen finden sich in: Diabetes and Nutrition Study Group of the European Association for the Study of Diabetes. Statement: Nutritional recommendations for individuals with diabetes mellitus. Diab. Nutr. Metab. 1 : 145–149, 1988.
   Diese Kurzfassung einer «Ernährungslehre» muss laufend neuen Erkenntnissen und lebensmittelrechtlichen Bestimmungen angepasst werden.

Die wichtigsten Bestandteile der Ernährung

Die drei Hauptenergieträger unserer Nahrung sind:

1. **Kohlenhydrate:**

   - **komplexe** Kohlenhydrate in ihrer natürlichen Form = Stärke = Polysaccharide (Vielfachzucker)
   - **einfache** Kohlenhydrate = Zuckerarten:
     Zweifachzucker (Disaccharide), z. B. Zucker, Malzzucker, Milchzucker
     Einfachzucker (Monosaccharide), z. B. Traubenzucker, Fruchtzucker
   - **Nahrungsfasern** = Nicht-Stärke-Polysaccharide

2. **Eiweiss** (tierisches und pflanzliches)

3. **Fett** (tierisches und pflanzliches)

4. Achtung: **Alkohol** ist ein zusätzlicher vierter Energieträger

Weitere wichtige Bestandteile:

   - Vitamine
   - Mineralstoffe: z. B. Salze von Natrium, Kalium, Kalzium, Phosphor, Magnesium, Jod, Fluor u.a.
   - Gewürze und andere, den Geruch, Geschmack und die gefühlsmässige Beschaffenheit (weich, hart, fein, grob etc.) eines Lebensmittels prägende Stoffe
   - Wasser (Trinkwasser, Getränke)

Kohlenhydrate

Darunter versteht man die vom menschlichen Organismus verwertbaren Stärkeformen, Zucker und andere Zuckerarten wie auch die nicht für Blutzuckerbildung verwertbaren Nahrungsfasern (Pflanzenzellwände). Letztere werden im Dickdarm abgebaut und geben auch Energie ab. Zuckeraustauschstoffe sind natürliche und industriell hergestellte Ersatzzucker, die weniger Blutzucker ergeben, aber nicht kalorien(joule)frei sind.

Stärke

Die Stärke ist ein pflanzliches Polysaccharid (Vielfachzucker) von vielfältiger Struktur, welches im Dünndarm in zahlreiche Traubenzuckerteilchen (Glukose) zerlegt wird. Gelegentlich enthält Stärke auch Fruchtzucker

(Fruktose). Die Stärke ist der natürliche Energiespeicher der Pflanzen. Bei der Verdauung wird der im Darm freigesetzte Traubenzucker ins Blut aufgenommen: Blutzucker = Traubenzucker = Glukose. Glykogen ist Stärke in Speicherform. In der Leber sind etwa 150 g und in der Muskulatur etwa 300 g Glykogen enthalten. Dieses wird unter dem Einfluss von Adrenalin und Glukagon, den beiden Gegenspielern des Insulins, bei Auftreten einer Hypoglykämie (Unterzuckerung) zu Blutzucker abgebaut. Dies geschieht ebenfalls bei körperlicher Tätigkeit.

Komplexe Kohlenhydrate = die günstigen Kohlenhydrate

Es handelt sich um hochmolekulare Kohlenhydrate, in welchen mehr als zehn einfache Zucker, z. B. Traubenzucker verknüpft sind. Sie sind langsame Blutzuckerbildner, solange sie von ihren Pflanzenzellwänden umgeben sind. Komplexe Kohlenhydrate finden sich in Vollkornbrot und Vollkornprodukten, Hülsenfrüchten, Kartoffeln, Gemüse und Früchten.

Nahrungsfasern

Sie werden auch «Ballaststoffe» genannt und stellen die Pflanzenzellwände von Getreide, Getreideprodukten, Gemüse und Früchten dar. Sie setzen sich aus verschiedenen Nicht-Stärke-Polysacchariden zusammen, die im Dünndarm nicht abgebaut werden können. Sie werden erst im Dickdarm bakteriell fermentiert, d.h. zu kleinen flüchtigen Fettsäuren und verschiedenen Gasen umgebaut und hier durch die Darmwand resorbiert. Diese Endprodukte sind wichtig für die Dickdarmfunktion, aber auch zur Bildung von zusätzlicher Energie, die ins Blut abgegeben wird. So können ungefähr 2–3 Kalorien (8–12 Joule) pro Gramm Nahrungsfasern gewonnen werden.

In der Schweiz nehmen Erwachsene nur etwa 20 g Pflanzenfasern pro Tag mit der Nahrung auf, 30–40 g sind jedoch anzustreben. Deshalb sind auf unseren Ernährungsplänen die faserreichen Nahrungsmittel hervorgehoben. Diese enthalten 3 g Nahrungsfasern oder mehr pro 100 g des Nahrungsmittels. Sie sind wasserlöslich (besonders wertvoll für verzögerte Glukoseresorption) oder wasserunlöslich (z. B. Kleie, Zellulose sind wichtig für normales Stuhlvolumen). Der Einfachheit halber werden sie bei der Deklarierung (Etikette) zusammen nur in einer Zahl angegeben. Nahrungsfasern erzeugen ein Sättigungsgefühl.

Günstig ist, dass die Nahrungsfasern im Dünndarm die Aufnahme des Traubenzuckers ins Blut verzögern. Auch Blutfett- und Cholesterinbildung werden vermindert, allerdings nur bei Einnahme grösserer Fasermengen (30 g und mehr).

Zucker und andere Zuckerarten

Neu wird in der Schweizerischen Lebensmittelverordnung nicht mehr zwischen Zucker und Zuckerarten unterschieden. In der Nährwertdeklaration werden Saccharose, Glukose und Fruktose als verwertbare Kohlenhydrate angegeben. Zucker wird als Saccharose bezeichnet. Sie setzt sich aus Traubenzucker (Glukose) und Fruchtzucker (Fruktose) zusammen. Der Haushaltzucker (Kristallzucker) ist konzentrierte, raffinierte Saccharose aus Rüben- oder Rohrzucker. Weisser und brauner Zucker (letzterer ist nur weniger gereinigt und gelegentlich braun gefärbter Kristallzucker) geben gleichviel Blutzucker. Natürliche Zucker und Zuckerarten kommen in Früchten und Gemüse vor.

Zuckerarten sind neben Zucker u.a. Traubenzucker, Fruchtzucker, Milchzucker, Malzzucker. Stärkezucker oder -sirup werden durch Säurebehandlung von Maisstärke industriell hergestellt und enthalten neben Trauben- und Malzzucker noch höhere Zuckerarten (Dextrine). Diese bilden rasch Blutzucker, weil sie ihre natürliche komplexe Stärkeform und die Pflanzenzellwände bei der technischen Verarbeitung verlieren.

«Gewöhnlicher Zucker im volkstümlichen Sinn» ist Kristall- oder Haushaltzucker. Als «Zucker im weitesten Sinn» werden von den Diabetikern alle Traubenzucker liefernden Kohlenhydrate bezeichnet oder «alles, was Blutzucker gibt». Man sagt: «Brot gibt Zucker.» Man versteht darunter, dass z.B. 60 g Brot = 3 Brotwerte = 30 g Stärke enthalten, welche zu 30 g Traubenzucker abgebaut werden und 30 g Blutzucker (Glukose) liefern.

Einige Beispiele zur Vielfalt von Zucker und anderen Zuckerarten

Die Karotten (Rüebli) sind süss, weil sie relativ viel Trauben- und Fruchtzucker sowie «gewöhnlichen» (Rüben)Zucker enthalten, Glukose zirka 1,6%, Fruktose 1,5%, Saccharose 1,8%. Auch Äpfel u.a. Obst enthalten Saccharose, Fruchtzucker und Traubenzucker. Milch enthält Milchzucker; nur die Hälfte davon ist Traubenzucker und gibt Blutzucker. Im Joghurt ist Milchzucker zum Teil fermentiert und gibt deshalb etwas weniger Blutzucker als Milch. Bier enthält neben Alkohol viel Malzzucker, der reinen Traubenzucker liefert. Malzextrakthaltige Frühstücksgetränke können zusätzlich Traubenzucker, Fruchtzucker, Malzzucker, aber auch Kristallzucker (Saccharose) und andere Zuckerarten enthalten. Wenn Kristallzucker und andere zugefügte Zuckerarten vollständig durch Zuckeraustauschstoffe oder Süssstoffe ersetzt werden, darf der Hersteller deklarieren: «Enthält keinen Kristallzucker». Malzzucker oder «Malzextrakt» bildet reinen Traubenzucker und ergibt mehr Blutzucker als die gleiche Menge Kristallzucker, der zur Hälfte aus Fruchtzucker besteht.

Sehr viele Fertigprodukte enthalten Zusätze von Zucker oder andere Zuckerarten. Die Zusammensetzung ist nach absteigender Menge auf den Packungen aufgedruckt. Fruchtzucker hat die grösste Süsskraft; er ist 1,2mal süsser als gewöhnlicher Zucker (Saccharose).

Konstanthaltung des Blutzuckers

Der Blutzuckergehalt wird durch die Zufuhr von Glukose (Traubenzucker) aus der Nahrung aufrechterhalten und vor allem durch das Insulin reguliert. Für den Nachschub von Blutzucker zwischen den Nahrungsaufnahmen steht das Glykogendepot der Leber zur Verfügung. Glukose kann aber auch aus Aminosäuren (Eiweiss) in der Leber neu gebildet werden.

Zuckeraustauschstoffe

Es sind Stoffe, die aufgrund ihrer Süsskraft und ihrer Masse als Ersatz für Zucker oder andere Zuckerarten dienen: Sorbit, Mannit, Xylit, Maltit, Lactit, Isomalt, hydrierte Stärkehydrolysate und Polydextrose. Sie werden heute wie folgt berechnet: Sorbit, Mannit, Xylit, Maltit, Isomalt (Palatinit), Lactit und hydrierte Stärkehydrolysate gehören zu der Stoffklasse der Polyole (Zuckeralkohole) und haben 2,4 kcal (10 kJ)/g; Polydextrose ist ein hochvernetztes Polysaccharid, welches erst im Dickdarm von Bakterien abgebaut wird. Es hat 1 kcal (4,2 kJ)/g.

Achtung: Mengen über 10 g dieser Stoffe, z.B. in Konfitüre, Schokolade, Marzipan können Magen-Darm-Störungen, Blähungen, Durchfall verursachen. Einige Leute reagieren schon auf kleinere Mengen, z.B. mit einigen zuckerfreien Rachen- oder Hustenbonbons.

Zuckermodifizierte Lebensmittel

Gestattet ist der vollständige Ersatz von Zucker oder Zuckerarten durch Fruchtzucker oder Zuckeraustauschstoffe, mit und ohne Zusatz von (künstlichen) Süssstoffen, so dass der Einfluss auf den Blutzucker geringer ist.

Kohlenhydratverminderte Lebensmittel
(sogenannte «Diabetiker-Produkte»)

Der Gehalt an verwertbaren Kohlenhydraten (inkl. Zuckeraustauschstoffe) muss im genussfertigen Produkt im Vergleich zum entsprechenden Normalerzeugnis um mindestens 40% – bei Brot, Back- und Dauerbackwaren sowie Teigwaren um mindestens 30% – herabgesetzt sein. Auf der Packung müssen die verwertbaren Kohlenhydrate inkl. Zuckeraustauschstoffe mengenmässig angegeben werden. Zusätzlich ist der Hinweis erforderlich: «10 Gramm Kohlenhydrate inkl. Zuckeraustauschstoffe sind in x g oder y ml enthalten.» Bedingungen: Der Fettgehalt darf gegenüber dem «Normalprodukt» nicht erhöht sein. Glukose, Glukosesirup, Invertzucker, Disaccharide (z. B. Saccharose, Malz- oder Milchzucker), Maltodextrin und Stärkehydrolysate dürfen nicht zugefügt werden.

Der Hinweis «Diabetiker-Produkt», z. B. Diabetiker-Schokolade, -Brot oder -Konfitüre ist lebensmittelrechtlich nicht mehr gestattet, damit nicht der Eindruck erweckt wird, diese Produkte seien für die Gesundheit der Diabetiker besonders geeignet. Die Schweizerische Lebensmittelverordnung gestattet lediglich die Hinweise: «Unter Anrechnung in der Diät für Diabetiker verwendbar» oder «Im Rahmen eines Diätplanes für Diabetiker verwendbar». Aus wirtschaftlichen Überlegungen wird die neue europäische Lebensmittelgesetzgebung den Begriff «Diabetiker-Produkte» wieder einführen.

Süssstoffe (früher: künstliche Süssstoffe)

Im wesentlichen sind dies Saccharin, Aspartam und Cyclamat, welche künstlich hergestellt werden; sie sind im Gegensatz zu den Zuckeraustauschstoffen praktisch kalorienfrei. Süssstoffe sind keine Kohlenhydrate. In üblichen Mengen sind sie nicht gesundheitsgefährdend.

Eiweiss (= Proteine und Aminosäuren)

Kohlenhydrat- und faserreiche Ernährung ist der neue Gesundheitstrend. Sie führt über die erhöhte Kohlenhydratmenge auch mehr pflanzliches Eiweiss zu. Um die Gesamteiweisszufuhr nicht über 0,8 g/kg Körpergewicht zu erhöhen, wird Eiweiss aus tierischer Quelle eingeschränkt. Für den Organismus sind aber auch die tierischen Eiweisse wichtig. Sie finden sich in Fleisch, Fisch, Geflügel, Milch, Milchprodukten, Eiern. Die Milch ist in unseren Kalorienplänen erhöht worden, um das Angebot an Kalzium und fettlöslichen Vitaminen zu verbessern. Magermilch ist praktisch fettfrei, enthält aber gleichviel Eiweiss und Kalzium wie die Vollmilch. Milchprodukte mit der zusätzlichen Bezeichnung «light» sind fettvermindert (mindestens 30%).

Eiweiss-Ernährung und Nierenfunktion: Langfristig kann die Nierenfunktion wegen des Diabetes abnehmen. Eine frühzeitige Nierenschondiät besteht in einer verminderten Eiweisszufuhr von z. B. 60 g/Tag bei 70 kg Körpergewicht anstelle von 80 g bei 1600 kcal (6,7 MJ)/Tag.

Fett (tierische und pflanzliche Fette und Öle)

Sie sind Energielieferanten in geballter Form und enthalten pro Gewichtseinheit mehr als doppelt soviel Kalorien wie Kohlenhydrate und Eiweiss. Wir unterscheiden sichtbare und unsichtbare Fette. Sichtbare Fette sind Butter, Fett, Öl und Margarine. Sie stellen 30% bis 50% des Fettanteils dar, in den Nahrungsmitteln betragen versteckte Fette etwa 50% bis 70% . Sie sind vor allem in Fleisch- und Milchprodukten, aber auch in Schokolade, Gebäck, Eiscrème, Nüssen, Pommes Chips und ähnlichen Produkten zu finden.

Fette pflanzlichen Ursprungs liefern dem Körper lebensnotwendige, vorwiegend ungesättigte und deshalb gesundheitlich günstigere Fettsäuren. Beispiele dafür sind: Sonnenblumen-, Oliven-, Maiskeim-, Rapsöl, Margarine. Pflanzliche Öle und Fette enthalten auch kein Cholesterin. Einfach ungesättigte Fettsäuren (Bsp. Olivenöl) stehen im Blickpunkt des Interesses, weil festgestellt wurde, dass sie mit einem verminderten Herzinfarktrisiko in Mittelmeerländern in Zusammenhang gebracht werden können. Aus ähnlichen Gründen werden Nordseefische, welche die essentiellen Omega-3-Fettsäuren enthalten, 2 bis 3mal pro Woche im Menuplan empfohlen.

Die tierischen Fette und tropischen Öle und Fette wie z. B. Palmöl, Palmkernfett, Kokosfett enthalten vorwiegend gesättigte Fettsäuren. Tierische Fette können zu erhöhtem Blutfett führen, besonders durch gesättigte Fettsäuren: Schweinefett, Speck, Rahm und Butter. Sie werden mit einem zunehmenden Arterioskleroserisiko in Zusammenhang gebracht.

Die qualitative Hervorhebung der ungesättigten Fette sollte aber nicht dazu führen, möglichst viel dieser Fette einzunehmen. Denn auch hier gilt: im ganzen wenig Fett, weil alle Fette 9 kcal (38 kJ)/g enthalten. Deshalb kann auch Butter in reduzierter Menge in der persönlichen Fettration verwendet werden. Margarine und Öle pflanzlicher Herkunft sind bei erhöhtem Blutcholesterin und -fett versuchsweise den tierischen Fetten vorzuziehen. Bei erhöhter Leistung kann mehr Fett konsumiert werden.

Energieverminderte, energiearme und «light»-Produkte

Nur energieverminderte (kalorien(joule)verminderte) und energiearme (kalorien(joule)arme) Lebensmittel dürfen zusätzlich die Phantasie-Bezeichnung «light» tragen. Energievermindert bedeutet, dass der Kaloriengehalt im Vergleich zum entsprechenden Normalerzeugnis mindestens um einen Drittel herabgesetzt ist auf Kosten von Kohlenhydraten, Fetten oder Alkohol (z. B. im Light-Bier ist der Alkohol – nicht aber der Malzzuckergehalt – herabgesetzt). Energiearm bedeutet mindestens die Hälfte weniger Kalorien (Joule). Die Definition ist unklar, da sie offen lässt, mit welchem Produkt (100% der Kalorien) man die «light»-Produkte vergleicht.

Ernährung in der Schwangerschaft

■ Unsere Ernährungspläne, mit der Aufforderung zu einer vielfältigen Kost, reich an komplexen, stärkehaltigen Kohlenhydraten sowie nahrungsfaserreich und fettreduziert, bilden für schwangere Frauen mit oder ohne Diabetes von der Nährstoffzusammensetzung, aber auch von den vielfältigen Möglichkeiten her eine gute Grundlage. Als Ausgangsplan kann ein 1600 kcal (6,7 MJ) oder 2000 kcal (8,4 MJ) Standardplan verwendet werden, bei dem im Laufe der Schwangerschaft die Eiweissmenge um 30% erhöht wird, d.h. um 2–3 Eiweisswerte. Diese Kalorienpläne und Pläne mit höherer Kalorienzahl enthalten 6 Deziliter Milch pro Tag, um dem erhöhten Kalziumbedarf gerecht zu werden. Zusätzlich muss noch Kalzium mit anderen Milchprodukten, z.B. Käse zugeführt werden. Die 1600 kcal (6,7 MJ) Diabetesdiät enthält bei abwechslungsreicher Zusammenstellung genügend Vitamine, Mineralstoffe und Spurenelemente für eine zirka 60 kg schwere Frau (27 kcal (130 kJ)/kg Körpergewicht) bei Beginn der Schwangerschaft. Für die Stillperiode sind zusätzlich 400–600 kcal (1,7–2,5 MJ) erforderlich.■

Körperliche Aktivität

Eine Ernährungslehre wäre unvollständig, wenn nicht darauf hingewiesen würde, dass regelmässige körperliche Aktivität sowohl den Blutzucker, als auch die Blutfette und den Blutdruck günstig beeinflussen, wenn sie regelmässig täglich oder mindestens 2–3mal pro Woche durchgeführt wird.

Rauchen

Es scheint heute fast überflüssig, vor dem Rauchen zu warnen. Keine seriös durchgeführte Vollwerternährung, unterstützt durch regelmässige körperliche Tätigkeit, kann den Risikofaktor Rauchen ausschalten. Er führt neben erhöhtem Risiko für Krebskrankheit vor allem zur Verminderung der Lebenserwartung durch Herz-Kreislauf-Krankheiten. Zuoberst steht der Herzinfarkt.

2. Broteinheiten
in Deutschland und Österreich

Einer längeren Tradition folgend werden in der Schweiz und der ehemaligen DDR Kohlenhydratwerte von 10 g verwendet, in der BRD und Österreich aber solche von 12 g. Diese Zwölf-Gramm-Broteinheiten, «BE», wurden als «Weissbrot-Einheiten» bezeichnet, weil zu Beginn dieses Jahrhunderts die Weissbrötchen in Wien 25 g wogen und so 12 g Stärke in Form von Weissmehl enthielten. Bis auf weiteres können zur Vereinfachung der Umrechnung die in der Schweiz und den neuen Bundesländern gebräuchlichen Zehn-Gramm-Kohlenhydratwerte gewichtsmässig um ein Fünftel erhöht werden. Folglich können Diabetiker in den alten Bundesländern und in Österreich unser Zehn-Gramm-Wertesystem ebenfalls benutzen; sie können ihre Broteinheiten einfach um 20% anheben. Sie können so statt 20 g Weissbrot = 24 g oder zirka 25 g für eine «BE» nehmen oder statt 15 g = 18 g oder zirka 20 g Haferflocken. Es ist zu hoffen, dass sich das einfache «Zehn-Gramm-Wertesystem» in ganz Deutschland, Österreich und im übrigen europäischen Raum einbürgern wird.

3. Das Äquivalentensystem in der französischen Schweiz (Le système des équivalents en suisse romande)

In der französisch sprechenden Schweiz wird das Zehn-Gramm-Wertesystem nur teilweise verwendet. Üblich sind hier die folgenden Äquivalente:

Kohlenhydrate

Französische Schweiz			Deutsche Schweiz
1 équivalent farineux (Brot, Getreideprodukte)	zu 25 g	entsprechend	2½ Brotwerten zu 10 g
1 équivalent fruits (Obst)	zu 15 g	entsprechend	1½ Obstwerten zu 10 g
1 équivalent lait (2 dl Milch)	zu 10 g	entsprechend	1 Milchwert zu 10 g

Abb. 9 ▷
Wahl der Kalorien(Joule)zahl

4. Wahl der Kalorien(Joule)zahl nach der Körperkonstitution

Allgemeingültige Regeln für die Wahl der Kalorien(Joule)zahl können nicht nur vom Sollgewicht abgeleitet werden. Die Anpassung der Kalorien(Joule)zahl an individuelle Bedürfnisse erfordert besonders bei der Diabetesernährung Erfahrung. Die nachfolgende graphische Darstellung Abb. 9 bietet anhand von Beispielen eine Hilfe, die Ausgangslage festzulegen. Wird die Kalorien(Joule)zahl zum Beispiel auf 1600 (6,7 MJ) festgelegt (bei einer mageren, wenig aktiven Person mit und ohne Diabetes), so kann die Kalorien(Joule)zahl in der Folge je nach Blutzuckerwert, Gewicht und Bedürfnis nach oben oder nach unten angepasst werden. 1600 Kalorien (6,7 MJ) entsprechen einer häufig gebräuchlichen Spital-Standarddiät.

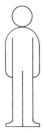 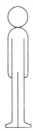 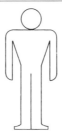 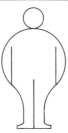

Diabetikerin mit leichter körperlicher Tätigkeit: 2000 kcal (8,4 MJ)

Diabetiker mit leichter körperlicher Tätigkeit: 2400 kcal (10 MJ)

DiabetikerIn Typ 2 ohne körperliche Tätigkeit: 1600 kcal (6,7 MJ)

DiabetikerIn Typ 1 ohne körperliche Tätigkeit: 1800 kcal (7,6 MJ)

DiabetikerIn körperlich aktiv: 2400–2800 kcal (10–11,7 MJ)

DiabetikerIn zur Gewichtsreduktion: 1200 kcal (5 MJ) (bei langer Dauer Multivitamingabe angezeigt)

 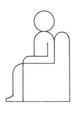 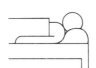 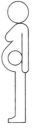

Bei Schuleintritt (Alter 7jährig): 1600 kcal (6,7 MJ)

Im Alter: 1600 kcal (6,7 MJ)

Bettlägerig (Bsp. Spital): 1600 kcal (6,7 MJ)

Schwangerschaft: 1600–2400 kcal (6,7–10 MJ)

5. Ernährungszulagen bei körperlicher Tätigkeit

Diese beeinhaltet z. B. Wandern, Velofahren, Laufen, Schwimmen, Waschen und Putzen. Körperliche Tätigkeit in jeder Form ist wichtig für eine genügende Wirkung des körpereigenen und des eingespritzten Insulins. Die Zellmembranen werden bei körperlicher Aktivität vermehrt durchlässig für den Transport des Blutzuckers ins Gewebe.

Die folgende Tabelle zeigt, welche Kalorienmengen bei der jeweiligen körperlichen Tätigkeit verbraucht werden. Sie kann als Hilfe zur Berechnung des zusätzlichen Nahrungsbedarfs (1 Brotwert = zirka 50 Kalorien (210 Joule)) vor allem bei Insulinbehandlung dienen. Die verbrauchten Kalorien (Joule) müssen nicht sofort ganz ersetzt werden. Ein Teil davon sollte aber schon vor Beginn der Tätigkeit in Form von Kohlenhydratwerten eingenommen werden, um einem Blutzuckerabfall während der Tätigkeit vorzubeugen.

Zusätzlich zu den für jeden Tag empfohlenen Mahlzeiten können **pro Stunde** körperlicher Tätigkeit **1–3 Werte** in Form von Brot-, Obst- oder Milchwerten genommen werden, vor allem bei gut eingestelltem Diabetes:

Zusätzliche Tätigkeit		Dauer	zusätzlicher Kalorien(Joule)verbrauch		zusätzliche Kohlenhydrat-werte pro Std.*
			Frauen	Männer	
Marschieren		1 Std.	80 (340)	100 (420)	1
Joggen		30 Min.	300 (1260)	400 (1680)	2
Turnen		45 Min.	300 (1260)	350 (1470)	2
Radfahren	15 km/Std.	1 Std.	400 (1680)	450 (1890)	2
Laufen	12 km/Std.	1 Std.	600 (2520)	800 (3360)	3
Schwimmen	3 km/Std.	20 Min.	150 (630)	200 (840)	1
Waschen und Putzen		1 Std.	100 (420)	150 (630)	1

*Erfahrungswerte zur Verhinderung eines Blutzuckerabfalls. Bei gutem Trainingszustand sind weniger zusätzliche Kohlenhydratwerte notwendig.

In der Regel muss an einem Tag mit voraussehbarer körperlicher Tätigkeit gleichzeitig die gewohnte Insulindosis reduziert werden, besonders bei intensiverer Belastung. Die Dosierung muss mit dem Arzt individuell abgesprochen werden. Die Reduktion kann je nach körperlicher Leistung 20 bis 50% und mehr betragen. Dabei ist der jeweilige Trainingszustand von Bedeutung. Wenn der Urin vor einer körperlich anstrengenden Tätigkeit zuckerfrei oder der Blutzucker unter 5 mmol/l (90 mg/dl) ist, müssen 1–2 Brot-, Obst- oder Milchwerte zu diesem Zeitpunkt eingenommen werden. Dies gilt auch beim Führen eines Fahrzeuges. Bei Behandlung mit Humaninsulin oder bei Störung des autonomen (vegetativen) Nervensystems nach langer Diabetesdauer, kann die Symptomatik der Hypoglykämie verschleiert sein (Konzentrationsstörungen, Verwirrtheit), ihr Auftreten plötzlich erfolgen und zu Bewusstlosigkeit führen. Plötzliche und unerwartete Hypo-Symptome wurden vermehrt von Joggern und Alpinisten gemeldet, die mit Humaninsulin behandelt wurden. Nach Umstellung auf Schweineinsulin waren wieder die Warnzeichen der Unterzuckerung wie Schwitzen, Zittern und Hunger wahrnehmbar.

Merke: Neben Traubenzucker oder Würfelzucker immer ein leicht auffindbares Diabetikersignet (z. B. Diabetikerausweis) auf sich tragen.

Besonders zu beachten: Im Rahmen einer ausführlichen Darstellung der Ernährung bei Diabetes kommt notgedrungen der wichtige Aspekt der regelmässigen sportlichen Betätigung zu kurz. Diese ist für den Diabetiker sehr wichtig.

Besonders beim übergewichtigen Typ 2 Diabetiker mit und ohne Insulinbehandlung ist Muskeltätigkeit zur Aktivierung der Insulinwirkung von grosser Bedeutung.

6. Diabetesernährung
bei akuten Erkrankungen

Fieberhafte Krankheiten

Bei Appetitlosigkeit sollen **vor allem die Kohlenhydratwerte** (Brot, Obst, Gemüse, Milch) in leicht verdaulicher Form eingenommen werden. Dabei können die Obst- und Gemüsewerte als Fruchtsäfte oder Kompotte genommen werden, die Brotwerte in Form von Zwieback, Toast, Haferflocken, Reis, auch als Schleimsuppen. Ausserdem können die Brotwerte in Obst- und Milchwerte ausgetauscht werden. Die Kohlenhydrate können bei völliger Appetitlosigkeit auch in Form von Traubenzucker-Tabletten oder -Pulver in Tee genommen werden: 10 g Glukose = Traubenzucker sind in 3 Tabletten zu 3,4 g Dextroenergen® oder in einem Dessertlöffel Dextropur® (Pulver) enthalten und entsprechen somit je einem Brot- oder Obstwert.

Akute Magen-Darm-Erkrankungen mit Erbrechen oder Durchfall: schlackenarme «stopfende» Kost

Die Diabetesdiät ist in leicht verdaulicher, schlackenarmer Form einzunehmen wie Schleimsuppe (z. B. Reis), verdünnter Fruchtsaft, Zwieback, Milch und Milchprodukte je nach Verträglichkeit. Hier sollten nahrungsfaserreiche Nahrungsmittel nur sparsam eingenommen werden, weil sie Blähungen und Durchfall auslösen können. **Zu vermeiden sind vor allem:** gebackene und gebratene Speisen; blähende Gemüse wie z. B. Hülsenfrüchte, rohe Salate, rohes Obst (Bananen und geriebene Äpfel können versucht werden). Auch auf fette und geräucherte Fleisch- und Wurstwaren, hart gekochte Eier und Spiegeleier sollte verzichtet werden. Bei Erbrechen und Flüssigkeitsverlust sind reichlich salzhaltige Flüssigkeiten, z. B. als Bouillon zuzuführen.

7. Vorsicht mit faserreicher Ernährung bei chronischen Magen-Darm-Störungen

Die Gase, die beim Abbau der Nahrungsfasern im Dickdarm gebildet werden, können Blähungen und Bauchbeschwerden verursachen. Diese können unangenehm bis störend sein.

Bei einigen Patienten mit Diabetes stellt die Magenentleerung ein Problem dar. Diese ist wegen verminderter Funktion des vegetativen Nervensystems infolge des Diabetes verzögert. Die Nahrung setzt sich im Magen ab und wird nicht weitertransportiert. Dadurch können sich Nahrungsansammlungen mit Entleerungsstörungen und Erbrechen einstellen. Es scheint, dass 20–30% der Diabetiker an diabetesbedingten Magenstörungen leiden. Dabei kann es ebenfalls zu einem verzögerten Abbau der Nahrung kommen, was zu Hypoglykämie (Unterzuckerung) und Blutzuckerschwankungen führt. Hier hilft die Aufteilung einer Mahlzeit in 2 kleinere Portionen oder eine medikamentöse Behandlung.

Die Ernährungsempfehlungen lauten wie bei akuten Erkrankungen.

Unklare häufige Stuhlentleerungen oder unklarer Durchfall

Neben den durch langdauernden Diabetes bedingten Störungen des vegetativen Nervensystems des Darmes mit Durchfall gibt es auch erworbene Unverträglichkeiten von bestimmten Getreidestärken (z.B. Gliadin bei Weizenkonsum) oder Milchunverträglichkeit durch Verzögerung des Milchzuckerabbaus (Laktasemangel). Dabei handelt es sich um einen erworbenen Enzymmangel, der mehr oder weniger stark ausgeprägt sein kann. Auch die Zuckeraustauschstoffe können zu Blähungen und Durchfall führen. Eine ärztliche Untersuchung ist notwendig.

8. Die Behandlung der Hypoglykämie (Unterzuckerung)

Kohlenhydratzufuhr bei Unterzuckerung (Hypoglykämie = Hypo)

Es müssen sofort 10–20 g oder mehr schnell wirkender Zucker genommen werden: z.B. Würfelzucker oder Traubenzucker, Zucker in Wasser gelöst oder zuckerhaltige Getränke wie z.B. Cola-Getränke.
Achtung: Light-Getränke enthalten keinen oder nur wenig Zucker!

Eine Portion Zucker oder Traubenzucker zu 10 g ist enthalten in:

3 Traubenzucker (z.B. Dextroenergen® à 3,4 g Glukose) =
10 g Glukose.
1 Päckchen mit 14 Stück enthält 50 g Glukose.
Bei schwereren Hypos kann der Glukosebedarf
diese Menge erfordern.

3 Würfelzucker (mittelgrosse) =
12 g Saccharose (Glukose + Fruktose 1 : 1) = 6 g Glukose.
6 g Fruktose sind ohne Wirkung auf den Blutzucker.

1 dl Orangensaft, Traubensaft =
zirka 10 g Glukose / Fruktose / Saccharose.

1 dl Cola (nicht «light») =
10 g Saccharose. Wirkt schnell, weil raffinierter Zucker in
gelöster Form vorliegt.

2 dl Milch = 10 g Milchzucker (Glukose + Galaktose 1 : 1) =
5 g Glukose. Gibt relativ langsam Blutzucker.

15 g gedörrte Aprikosen-Hälften (2 grosse oder 3 kleine) =
zirka 10 g Glukose / Fruktose / Saccharose.

15 g Rosinen (40 kleine) =
zirka 10 g Glukose / Fruktose / Saccharose.
Dörrobst ist günstig bei beginnendem,
noch nicht ausgeprägtem Hypo, weil es einen Teil
der Glukose verzögert abgibt.

■ Die Einnahme einer Zucker- oder Traubenzuckerportion ist solange zu wiederholen, bis der Blutzucker normalisiert ist. ■

Fruchtzucker gibt nicht schnell verfügbaren Blutzucker.

Im Anschluss an ein «Hypo» sind zusätzlich zirka 2 Werte eines üblichen, kohlenhydrathaltigen Nahrungsmittels einzunehmen, z. B.:

2 Brotwerte: 50 g Vollkornbrot oder 30 g Knäckebrot (3 Stück)

oder

2 Obstwerte: 1 grosser Apfel oder 2 Orangen oder 1 Banane

Hypo mit Bewusstlosigkeit («Hypo III»)

Bei Bewusstlosigkeit müssen vorsichtig Würfelzucker zwischen Zähne und Wange gestossen werden. Bei sehr tiefem Hypo können die Rachenreflexe fehlen; Verschlucken und Aspiration in die Lunge sind möglich. In Notfallsituationen kann man es trotzdem vorsichtig versuchen.

Beste Lösung bei Bewusstlosigkeit: 1 mg Glukagon unter die Haut (wie Insulin) oder in die Muskulatur spritzen (senkrecht stechen). Der Arzt spritzt ein bis mehrere Ampullen Glukose 20% intravenös: 20 ml zu 20% enthalten (nur) 4 g Traubenzucker!

■ Wenn sich kein ersichtlicher Grund für ein «Hypo» findet, muss die entsprechende Insulindosis besonders vor der nächsten körperlichen Leistung reduziert werden. Im Anschluss an ein Hypo, besonders nach körperlicher Tätigkeit, empfiehlt es sich, die nächste Insulindosis – z. B. am gleichen Abend – zu reduzieren. Nach körperlichen Anstrengungen, vor allem nach Dauerleistungen, ist noch während Stunden und auch über Nacht eine erhöhte Insulinempfindlichkeit vorhanden. Auch der folgende Mechanismus kann eine Rolle spielen: Die Glykogenspeicher der Leber und Muskulatur haben sich während der körperlichen Leistung entleert und bauen unter Ruhebedingungen wieder Glykogen (Stärke) aus Blutzucker auf. Dies kann zu einem raschen Blutzuckerabfall führen, wenn noch relativ viel Insulin vorhanden ist oder während der Nacht eine erhöhte Insulinempfindlichkeit besteht. ■

Liste mit im Handel (Schweiz) erhältlichen kohlenhydratreichen Produkten, welche schnell Blutzucker bilden

Produktbezeichnung	Portion	Gesamtzucker: Stärke, Zucker und andere Zucker- arten inkl. Traubenzucker
Süssigkeiten originalverpackt		
Würfelzucker, Kristallzucker	1 Stück	4–5 g = 2–3 g Traubenzucker
Dextroenergen, Traubenzucker		
14 Stück à 3,4 g	1 Stück	3,4 g reiner Traubenzucker
Mars		
1 Stengel à 60 g	1 Stengel	40 g
Milchschokolade		
1 grosse Tafel à 100 g	1 Tafel	50 g
1 kleine Tafel à 50 g	1 Tafel	25 g
Ragusa		
1 Stengel à 50 g	1 Stengel	25 g
Farmer nature		
12 Stengel à 17 g	1 Stengel	10 g
Champion Snack		
1 Stengel à 40 g	1 Stengel	27 g
Perform Energie-Barren		
1 Stengel à 40 g	1 Stengel	27 g
Choc Ovo		
2 Stengel à 20 g	1 Stengel	15 g
Ovo Sport		
4 Stengel à 15 g	1 Stengel	10 g
20 g Gesamtzucker-Portionen		
normale Schokolade		
1 Tafel à 100 g	2 Reihen (33 g)	20 g
Fitness-Schokolade		
1 Tafel à 100 g	1 Reihe (33 g)	20 g
Darvida		
Packung à 48 Scheiben	6 Scheiben	20 g
Orvita		
Packung à 48 Scheiben	6 Scheiben	20 g
Aprikosen gedörrt	5 kleine (30 g)	20 g
Zwetschgen gedörrt		
mit Stein	4 Stück (35 g)	20 g
ohne Stein	4 Stück (30 g)	20 g
Fitness-Getränke mit Zucker oder anderen Zuckerarten gesüsst		
Iso-Star, Dose à 400 g	3 Messlöffel (40 g) = 5 dl	37 g
Iso-Star flüssig	2,5 dl	17 g
M-Iso-Drink, 5 Beutel	1 Beutel (42 g) = 5 dl	40 g
M-Fit-Drink 150 g	Markierung ca. ¼	20 g
Top Ten 150 g	Markierung ca. ¼	24 g
Perform Energiedrink flüssig	2,5 dl	39 g

9. Ernährung bei Blutfett- und Cholesterinerhöhung

Liste fettreduzierter Nahrungsmittel

Für Diabetiker mit Blutfetterhöhung (Cholesterin, Triglyzeride) sind folgende fettreduzierte Lebensmittel empfehlenswert:

Mager-, Halbfett-, fettverminderte Milch oder entsprechend geringere Menge Vollmilch	**Milch**
Speisequark, Joghurt fettreduziert, Kefir nature, frischer Alpenziger, Petit-Suisse entrahmt, Milchdesserts mit Süssstoff künstlich gesüsst, Magerkäse, Viertelfettkäse, Halbfettkäse	**Milch-produkte**
Tofu nature (alle Sorten dieses Soja-Produktes)	**Tofu**
Kalbfleisch, mageres Rindfleisch oder mageres Schweinefleisch (Nierstückbraten, Schinken, Filet, Rippli), Poulet (ohne Haut), Truthahn, Kaninchen, Gitzi, mageres Lammgigot, Wild usw., keine Innereien, Trockenfleisch, Bündnerfleisch, Mostbröckli, Rauchfleisch, fettverminderte Wurstwaren («light»)	**Fleisch**
Alle frischen oder tiefgefrorenen Süsswasser-, Meer- und besonders Nordseefische (auch fettreichere)	**Fisch**
1–2 Eier pro Woche; das Eigelb ist relativ cholesterinreich	**Eier**
Versuchsweise Pflanzenmargarine anstelle von Butter, Öl anstelle von tierischem Fett (z. B. Speck); Olivenöl hat eine günstige Wirkung auf Blutgefässe	**Fett**

Achtung: Einfache Zuckerarten können Neutralfette erhöhen (komplexe Stärke wirkt senkend).

Alkohol kann schon in kleinen Mengen Cholesterin und Neutralfette erhöhen.

10. Auflösungsschlüssel der Ernährungspläne nach dem Wertesystem (für Ernährungsfachleute)

Auflösung nach einzelnen Werten

Werte	Kohlenhydrate (KH)	Eiweiss (EW)	Fett (FE)	Kalorien(Joule) Mittelwert (+/−)	Kalorien(Joule) Bereich
1 Brotwert	10 g KH	1,5 g EW	(+ g FE)	50 (210)	ca. 50 (210)
1 Gemüsewert	10 g KH	2,0 g EW	(+ g FE)	50 (210)	ca. 50 (210)
1 Obstwert	10 g KH	0,7 g EW	(+ g FE)	50 (210)	ca. 50 (210)
1 Milchwert* (Vollmilch)	10 g KH	7,0 g EW	7 g FE	130 (550)	
Milchwert** (mager, teilweise entrahmt, «light»)	10 g KH	7,0 g EW	1–5 g FE	100 (420)	ca. 70–110 (290–460)
1 Eiweisswert	(+ g KH)	10 g EW	5 g FE	80 (340)	ca. 50– 90 (210–380)
1 Fettwert	(+ g KH)	(+ g EW)	10 g FE	90 (380)	ca. 90 (380)

() = nicht zu berechnender geringer Nährstoffgehalt
* 1 Milchwert (vollfett = ca. 7% Fett)
** 1 Milchwert (fettreduziert = 1–5% Fett)

Beispiel: 1600 kcal (6,7 MJ) Diabetesdiät (theoretisch)

Für interessierte Leser wird ein 1600 kcal (6,7 MJ) Mahlzeitenplan zuerst nach «reinen» Werten berechnet, wie wenn ein Nahrungsmittel nur aus Kohlenhydraten bzw. Fett oder Eiweiss bestehen würde.

1600 kcal (6,7 MJ) Plan: Kalorien(Joule)-Berechnung auf der Basis der KH, EW, FE-Werte

Energieverteilung	Anzahl Werte		Gramm Nährstoffe	
KH 50%: 800 kcal (3360 kJ) KH = 20	BW-GW-OW-MW × 10 g KH	= 200 g KH	1600 kcal (6,7 MJ)
EW 20%: 320 kcal (1340 kJ) EW = 8	EW	× 10 g EW = 80 g EW	
FE 30%: 480 kcal (2000 kJ) FE = 5,3 FW		× 10 g FE = 53 g FE	

Beispiel: 1600 kcal (6,7 MJ) Diabetesdiät (praktisch)

Berechnung eines 1600 kcal (6,7 MJ) Mahlzeitenplanes gemäss der Energieverteilung von Kohlenhydraten 50%, Eiweiss 20%, Fett 30%, wobei berücksichtigt werden muss, dass auch ein Kohlenhydratwert «verstecktes» Eiweiss und Fett enthalten kann. Ein Eiweisswert liefert ebenfalls «unsichtbares» Fett.

Die Kalorien (Joule) des 1600 kcal (6,7 MJ) Plans errechnen sich aufgrund der Anzahl KH-, EW- und FE-Werte und unter Annahme eines mittleren Kaloriengehaltes je nach Nahrungsmittel.

	Kalorien (Joule)*	KH (g)	EW (g)	FE (g)
Kohlenhydrate (KH)				
20 KH-Werte = 200 g KH				
9 BW x 50 kcal (210 kJ) . . . . = 450 kcal (1890 kJ)		90	13,5	–
3 GW x 50 kcal (210 kJ) . . . . = 150 kcal (630 kJ)		30	6,0	–
5 OW x 50 kcal (210 kJ) . . . . = 250 kcal (1050 kJ)		50	3,5	–
3 MW x 100 kcal (420 kJ) . . . . = 300 kcal (1260 kJ)		30	21,0	15,0
Total KH		**200**		
Verstecktes EW			44,0	
Verstecktes FE				15,0
Eiweiss (EW)				
8 EW-Werte = 80 g EW				
44 g EW sind in 20 KH-Werten versteckt				
80–44 g = 36 g = zirka 3½ EW-Werte				
3½ EW x 80 kcal (340 kJ) . . . . = 280 kcal (1180 kJ)		–	35,0	17,5
Total EW			**79,0**	
Verstecktes FE				32,5
Fett (FW)				
5,3 FE-Werte = 53 g FE				
32,5 g FE sind in 20 KH-Werten und 3½ EW-Werten versteckt.				
53–32,5 = 20,5 g = zirka 2½ FE-Werte				
2½ FW x 90 kcal (380 kJ) . . . . = 225 kcal (950 kJ)		–	–	25,0
Total FE				**57,5**
Total kcal . . . . 1655 kcal (6960 kJ)				

* gerundete Angaben

Mittlerer Kalorien(Joule)gehalt	Bereich gemäss Nährwerttabelle je nach Auswahl des Nahrungsmittels
1 BW = 50 kcal (210 kJ)	ca. 50 kcal (210 kJ)
1 GW = 50 kcal (210 kJ)	ca. 50 kcal (210 kJ)
1 OW = 50 kcal (210 kJ)	ca. 50 kcal (210 kJ)
1 MW = 100 kcal (420 kJ)	ca. 70–110 kcal (290–460 kJ)
1 EW = 80 kcal (340 kJ)	ca. 50– 90 kcal (210–380 kJ)
1 FW = 90 kcal (380 kJ)	ca. 90 kcal (380 kJ)

11. Zusammenstellung der Ernährungspläne für 1200–2800 kcal (5–11.7 MJ) nach Werten gemäss Richtlinien der Schweizerischen Diabetes-Gesellschaft

Kalorien kcal Joule MJ	1200 5	1600 6,7	2000 8,4	2400 10	2800 11,7
Kohlenhydrate [g]	145	200	250	290	340
Eiweiss [g]	60	80	100	115	135
Fett [g]	40	55	65	75	90
Morgenessen					
Brotwerte	2	3	4	5	5
Milchwerte	1	1	1	1	1
Eiwesswerte	–	–	1	1	1
Fettwerte	½	1	1	1	1
Vormittags					
Brotwerte	–	–	–	–	3
Obstwerte	1	1	2	2	–
Eiweisswerte	–	–	–	–	1
Mittagessen					
Brotwerte	2	3	4	5	6
Gemüsewerte					
kohlenhydratreich (> 5 %)	1	1–2	1–2	1–2	1–2
kohlenhydratarm (< 5 %)	frei	frei	frei	frei	frei
Obstwerte	1	1	1	1	2
Eiweisswerte	2	2	2	2½	2½
Fettwerte	½	1	1	1	1½
Nachmittags					
Obstwerte	1	1	2	2	2
Abendessen					
Brotwerte	2	3	4	5	6
Gemüsewerte					
kohlenhydratreich (> 5 %)	1	1–2	1–2	1–2	1–2
kohlenhydratarm (< 5 %)	frei	frei	frei	frei	frei
Obstwerte	1	1	1	1	2
Milchwerte	½	1	1	1	1
Eiweisswerte	1½	1½	2	2½	2½
Fettwerte	½	½	½	1	1½
Spätimbiss					
Obstwerte	–	1	1	2	2
Milchwerte	1	1	1	1	1

Die Ernährungspläne der Stiftung Ernährung und Diabetes Bern können bei den kantonalen Sektionen der Schweizerischen Diabetes-Gesellschaft oder direkt bei der Schweizerischen Diabetes-Gesellschaft, Forchstrasse 95, 8032 Zürich, bezogen werden.

12. Die «Einfache Diabetesdiät» — auch für Nichtdiabetiker

■ Die «einfache Diabetesdiät» ist die «qualitative» Alternative zu einer «quantitativen» Ernährungsweise bei leichteren Formen von Diabetes, Blutfetterhöhung, Übergewicht und für Leute, die eine qualitative Ernährung, nach heutiger Auffassung als gesund bezeichnet, vorziehen.■

Begründung zur Benützung eines Ernährungsplanes «Einfache Diabetesdiät»

Bei mehr als der Hälfte aller Diabetiker wird der Diabetes erst nach dem 65. Altersjahr diagnostiziert. Obwohl man sich fragen kann, ob in diesem Alter das Ernährungsverhalten überhaupt noch geändert werden kann, eignen sich besonders auch für diese Gruppe einfache, leicht verständliche Ernährungsempfehlungen. Nicht harmlos ist das Resultat unserer Untersuchungen, dass in der Schweiz zwei Drittel der Tabletten zur Senkung des Blutzuckers von 60jährigen und älteren Diabetikern konsumiert werden.[15] Dies gilt auch für den Verbrauch von Insulin.

Die «Einfache Diabetesdiät» eignet sich für jede Form eines beim Erwachsenen neu diagnostizierten leichten bis mittelschweren Diabetes als erster Schritt in der Sprechstunde. Sie eignet sich auch für Leute mit Übergewicht, zu hohen Cholesterin-, Blutfett- und Blutdruckwerten sowie zur Vorbeugung gegen Herz-Kreislauf-Krankheiten und ihre Folgen (Herzinfarkt).

Wenn sich der Diabetes nicht mehr mit dieser einfachen Diät allein kontrollieren lässt, ist auch hier eine intensivere Beratung zur Behandlung mit einem quantitativen Ernährungsplan notwendig.

«Einfache Diabetesdiät» und allgemeine Empfehlungen für eine gesunde Ernährung S. 108–111

---

[15] T. Teuscher und Mitarbeiter: Diabetes-Häufigkeit in der Schweiz, in: Dritter Schweizerischer Ernährungsbericht (1991), Bundesamt für Gesundheitswesen, S. 413–422, Eidg. Druck- und Materialzentrale EDMZ, 3003 Bern.

«Einfache Diabetesdiät»[16]
und allgemeine Empfehlungen für eine gesunde Ernährung

1. Ziel mehr pflanzliche Nahrungsmittel			2. Ziel weniger Fette
Tagesmenge			**Empfehlungen**
Stärkereiche Nahrungs- mittel	– – –	50–100 g Vollkornbrot oder 50 g Flocken ungezuckert 180 g Kartoffeln 150 g Getreide- produkte: Reis, Teigwaren, Mais, Hirse oder Hülsenfrüchte gekocht	Die Gesamtmenge dieser stärkereichen Nahrungsmittel wird am besten auf 3 Haupt- und 2–3 Zwischenmahlzeiten verteilt.
Gemüse	–	beliebig Gemüse und Salate	Zum Mittag- und Abendessen: viel Gemüse.
Obst	–	200–400 g Obst oder Beeren	Bevorzugt einheimisches Obst verwenden, z. B. Äpfel und Beeren. Als Zwischenmahlzeit und zum Dessert geeignet.
Milch	–	½ l Milch	Milch- und Milchprodukte (inkl. Käse) sind für die tägliche Kalziumzufuhr notwendig. Zur Abwechslung kann 1 Glas Milch (2 dl) durch 1 Becher Joghurt/Kefir ausgetauscht werden.
Fleisch/Fisch Käse Eier	– – –	100–150 g Fleisch, Fisch, Geflügel 50 g Käse 1 Ei	Fettarme eiweisshaltige Nahrungsmittel bevorzugen. Zweimal Fisch pro Woche vermindert Herz-Kreislauf-Störungen und hält das Blut flüssiger.
Fett/Öl	– –	15–20 g Fett, z. B. Butter oder Margarine 15–20 g Sonnen- blumenöl, Olivenöl u. a.	Immer wenig Gesamtfett verwenden, beson- ders bei Übergewicht, zu hohem Blutdruck und Cholesterin. Olivenöl scheint eine günstige Wirkung auf die Arteriosklerose auszuüben.

[16] Zusammengestellt für die Bedürfnisse ernährungsinteressierter und meist älterer Menschen mit und ohne Diabetes im Rahmen der Beratungstätigkeit der Berner Diabetes-Gesellschaft. Ausgearbeitet von A. Teuscher und E. Kuratle, Ernährungsberaterin (1991).

Tagesmenu-Beispiele

Traditionell: ca. 1800 kcal (7500 kJ) | **Vollwert:** ca. 1500 kcal (6300 kJ) | **Persönlich:** ca. _____ kcal (_____ kJ)

Frühstück

Traditionell	Vollwert	Persönlich

Frühstück

– 2–3 Stück Brot
– Butter (Margarine): 1 kleine Portion
– Konfitüre: 1–2 Kaffeelöffel
– Milchkaffee mit 2 dl Milch

Frühstück

– **Müesli:**
  3–4 Esslöffel Flocken, etwas Fruchtzucker zum Süssen erlaubt, 2 dl Milch, ½ Portion Obst
– Tee

Frühstück

Vormittags

– 1 Portion Obst

Vormittags

– 1 Portion Obst

Vormittags

Mittagessen

– 1 Portion Fleisch, Fisch oder Käse
– 2–3 mittlere Kartoffeln oder 1 Tasse Hülsenfrüchte
– 1–2 Portionen Gemüse oder Salat
– 1 Portion Obst oder Diabetiker-Gebäck
– Wasser oder Mineralwasser ungezuckert

Mittagessen

– **Sandwich** aus:
  50–100 g dunklem Brot (Vollkorn)
  wenig Butter (Margarine)
  1 Portion Fleisch, Thon oder Käse
  Tomate, Gurke, Karotten
– 1 Portion Obst oder 1 dl Fruchtsaft
– 1 grosses Glas Wasser

Mittagessen

Nachmittags

– 1 Stück Brot
– 1 Stück Käse

Nachmittags

– 1 Joghurt nature oder Diätjoghurt

Nachmittags

Abendessen

– 1 Portion Fleisch, Käse oder 1–2 Eier *
– 2–3 Stück Brot
– Butter (Margarine): 1 kleine Portion
– Salat
– 1 Portion Obst
– Kaffee mit 2 dl Milch

  * Personen mit erhöhtem Blutcholesterin: nur 1–2 Eier pro Woche

Abendessen

– **Risotto:**
  1 Tasse Reis mit Gemüse oder Pilzen
  1 Portion Reibkäse
– Salat
– 1 Portion Obst
– Kräutertee

Abendessen

Spät

– 1 Becher Joghurt und
– 1 Portion Obst

Spät

– 1–2 Stück Knäckebrot mit Quark

Spät

Kleine Austauschtabelle

Kohlenhydratereiche Nahrungsmittel **Eine Kohlenhydratportion entspricht:**	**Eiweissreiche Nahrungsmittel** **Eine Eiweissportion entspricht:**
Stärkereiche Nahrungs- mittel	25 g Vollkornbrot 20 g Ruchbrot oder Weissbrot 1 Esslöffel (15 g) Getreideflocken 2 Esslöffel (50 g) gekochte Getreideprodukte wie Mais, Reis, Teigwaren etc. oder Hülsenfrüchte 60 g Kartoffeln 30 g Kastanien	100 g Quark oder Hüttenkäse 50 g Käse 3 dl Milch (enthält auch Milchzucker) 1–2 Eier 100 g Fisch 100 g mageres Fleisch 100 g Geflügel

Kohlenhydratereiche Nahrungsmittel

Stärkereiche Nahrungsmittel
- 25 g Vollkornbrot
- 20 g Ruchbrot oder Weissbrot
- 1 Esslöffel (15 g) Getreideflocken
- 2 Esslöffel (50 g) gekochte Getreideprodukte wie Mais, Reis, Teigwaren etc. oder Hülsenfrüchte
- 60 g Kartoffeln
- 30 g Kastanien

Gemüse
- 80–120 g «zuckerreiche» Gemüse wie grüne Erbsen, Kefen, Maiskörner
- 200–500 g «zuckerarme» Gemüse wie Gurken, Tomaten, Zucchetti, Kohl, Lattich, Spinat usw.

Obst
- 50 g Obst wie Kaki, Trauben, süsse Kirschen, Bananen, Mirabellen
- 80 g Obst wie Ananas, Bananen*, Birnen, Feigen, Pflaumen, Reineclauden, Zwetschgen
- 100 g Obst wie Apfel, Aprikosen, Johannisbeeren, Preiselbeeren, Kiwi, Pfirsich, Honigmelone*, Stachelbeeren
- 150 g Brombeeren, Erdbeeren, Himbeeren, Heidelbeeren, Quitten, Orange*, Grapefruit*, Mandarine*
- 1 dl ungezuckerter oder frischgepresster Fruchtsaft

(* mit Schale)

Milch
- 2 dl Milch
- 1 Becher Joghurt nature oder Kefir (180 g)

Eiweissreiche Nahrungsmittel
Eine Eiweissportion entspricht:

- 100 g Quark oder Hüttenkäse
- 50 g Käse
- 3 dl Milch (enthält auch Milchzucker)
- 1–2 Eier
- 100 g Fisch
- 100 g mageres Fleisch
- 100 g Geflügel

Fettreiche Nahrungsmittel
Eine Fettportion entspricht:

- 10 g Öl (=1 Dessertlöffel) wie Sonnenblumenöl, Olivenöl usw.
- 12 g Butter (Margarine)

In fettem Fleisch, in Wurstwaren, vollfetten Milchprodukten sowie Gebäck ist viel verstecktes Fett vorhanden. Zu bevorzugen sind fettarme Produkte wie Halbfett- oder Viertelfettkäse, teilentrahmte Milch usw.

Mein persönlicher Tagesplan, nach Portionen berechnet, wird folgendermassen zusammengestellt:

Frühstück	Vormittags	Mittagessen	Nachmittags	Abend	Spät

Allgemeine Empfehlungen

«Freie», nicht zu berechnende Nahrungsmittel, Produkte, Getränke	Nicht empfohlene Nahrungsmittel, Produkte, Getränke
– Trinkwasser, Kaffee, Tee (z. B. Kräutertee und Schwarztee), natürliche oder mit Süssstoff gesüsste Mineralwasser, 1 Kaffeelöffel ungesüsstes Kakaopulver in Milch, fettarme Bouillon,1 Glas Rot- oder Weisswein, falls erlaubt	– Bier (auch Light-Bier: weniger Alkohol, aber gleichviel Malzzucker), Schnaps, Likör, gesüsste Fruchtsäfte, gesüsste Mineralwasser, Sirup
– Zum Süssen von Nachspeisen ist zusätzlich 1 Dessertlöffel Fruchtzucker erlaubt.	– Zuckerarten = Zucker (Kristallzucker) = Haushaltzucker = Rohrzucker = Rüben- zucker, Kandiszucker, Melasse, auch Stärkesirup, Traubenzucker, Fruchtzucker
– Kohlenhydratreduzierte Konfitüre, z. B. 1 Dessertlöffel «Diabetiker-Konfitüre»	– Honig (1 Kaffeelöffel gestattet)
– Künstliche Süssstoffe wie Assugrin, Flip, Canderel, Zucrinet	– Schokolade, Bonbons, Pâtisserie, Torten, Konfekt, Glacen, Konserven in Zuckersirup (Zusammensetzung der Nahrungsmittel auf der Packung beachten), malzzucker- reiche Stärkungsmittel
– Gewürze wie Pfeffer, Paprika, Curry und Kräuter	– Stärkeprodukte wie Maizena, Epifin usw.
– Salz, Kräutersalz, Bouillon, Streuwürze und Senf in mässigen Mengen	– Saucen mit viel Mehl und viel Fett oder Öl
– Rhabarberkompott ohne Zucker	– Panierte Speisen

Zu Beachten:
Zuckerarten, aufgelöst in Wasser, gehen schnell ins Blut über:
Ungezuckerte Fruchtsäfte wie Apfelsaft, Orangensaft etc. enthalten die natürlichen Zucker und andere Zuckerarten wie Kristallzucker, Trauben- oder Fruchtzucker
(1 dl Fruchtsaft entspricht 1 Obstportion).

Notizen:

13. Der Energiewert von als Zuckeraustauschstoffe zugelassenen Polyolen (Zuckeralkoholen)[17]

In der EG-Richtlinie über die Nährwertkennzeichnung von Lebensmitteln vom 24. September 1990 wurde für alle als Zuckeraustauschstoffe zugelassenen Polyole (Zuckeralkohole) ein einheitlicher Energiewert von 10 kJ/g (2,4 kcal/g) festgelegt.

Dieser Energiewert steht im Widerspruch zu bisherigen schweizerischen Angaben, in denen der Energiewert für Sorbit, Mannit, Xylit und hydrierte Stärkehydrolysate mit je 17 kJ/g (4 kcal/g) und für Maltit und Isomalt mit je 9 kJ/g (2 kcal/g) angegeben ist. Diese müssen, um EG-kompatibel zu bleiben, in diesem Punkt abgeändert werden: als Energiewert für alle gemäss Art. 185 k LMV als Zuckeraustauschstoffe zugelassenen Polyole (Sorbit, Mannit, Xylit, Maltit, Isomalt, hydrierte Stärkehydrolysate und Lactit) müssen 10 kJ/g (2,4 kcal/g) eingesetzt werden.

Aus dem gleichen Grund und zum besseren Verständnis wird die folgende Änderung vorgenommen: Der Abschnitt «Die Zuckeraustauschstoffe sind zu den verwertbaren Kohlenhydraten zu zählen. Da Maltit und Isomalt nur zu zirka 50% verwertet werden, sind diese beiden Substanzen mengenmässig nur zur Hälfte zu berücksichtigen» wird ersetzt durch: «Die Zuckeraustauschstoffe werden zu den Kohlenhydraten gezählt, wobei aufgrund des festgelegten Energiewertes nur 60% als verwertbar gelten».

In Anlehnung an die Übergangsbestimmungen der obigen EG-Richtlinien wird empfohlen, den einheitlichen Energiewert von 10 kJ/g (2,4 kcal/g) für Polyole (Zuckeralkohole) – der Energiewert von Polydextrose (= hochvernetztes Glucan) von zurzeit 4 kJ/g (1 kcal/g) ist davon nicht betroffen – möglichst bald, spätestens jedoch ab 1. Oktober 1993, anzuwenden.

---

[17] In Anlehnung an: Abteilung Vollzug Lebensmittelrecht, Bundesamt für Gesundheitswesen (22.08.91).

14. Das Ernährungsprotokoll zum Abschätzen des täglichen Nahrungskonsums («Recall»)

In der ärztlichen Sprechstunde besteht oft das Bedürfnis, eine Ernährungsanamnese in Zusammenhang mit Blutzucker, Cholesterin und Triglyzeriden durchzuführen. Bei Patienten mit Diabetes ist z. B. zur Beurteilung des Blutzuckers die Erfassung der zeitlichen Beziehung zur letzten Mahlzeit (1, 2, 3 Stunden) und der ungefähre Kohlenhydratgehalt von Interesse. Das Ergebnis kann so lauten: «2 Std. nach dem Frühstück mit 40 g Kohlenhydraten (= 75 g Vollkornbrot, Kaffee mit 2 dl Milch) war Ihr Blutzucker mit 8 mmol/l in einem günstigen Bereich.» Die Ernährungsberaterin kann mit einem ausführlichen Protokoll, das mehrere Tage einschliessen sollte, die ungefähr konsumierte Kalorien(Joule)-Menge berechnen und die Verteilung der Energieanteile für die Empfehlung Kohlenhydrate 50–55%, Eiweiss 15–20% und Fett 30–35% vornehmen.

Für die Bedürfnisse des praktizierenden Arztes: Erfassung des Kohlenhydratgehaltes der einzelnen Mahlzeiten anhand von üblichen, im Alltag konsumierten Portionen auf einem Protokollblatt, das der Diabetiker zu Hause ausfüllt und in die nächste Sprechstunde mitbringt. Eiweiss und Fett kann von der Ernährungsberatung erfasst werden.

Ernährungsprotokoll S. 114–116

Ernährungsprotokoll

Einheit	Mahlzeit	Gewicht (g) pro Einheit	KH (g) pro Einheit	Anzahl Einheiten	KH (g)	EW (g)	FE (g)
	Morgenessen						
1 Scheibe	Vollkornbrot	40 g	16 g	_____			
1 Scheibe	dunkles Brot	40 g	20 g	_____			
1 Scheibe	Weissbrot/Zopf	30 g	15 g	_____			
1 Stück	Weggli	45 g	23 g	_____			
1 Stück	Gipfeli	30–40 g	14–19 g	_____			
1 Stück	Knäckebrot	9 g	6 g	_____			
1 Stück	Zwieback	7 g	5 g	_____			
1 EL	Getreideflocken	15 g	9 g	_____			
1 TL	Diät-Konfitüre	10 g	3 g	_____			
1 TL	Konfitüre/Honig	10 g	7 g	_____			
	Butter/Margarine				_____		
	Käse/Quark/Ei				_____		
	Wurstwaren				_____		
1 Becher	Joghurt nature	180 g	10 g	_____			
1 Becher	Joghurt mit Früchten	180 g	29 g	_____			
1 Becher	Diät-Joghurt	180 g	12 g	_____			
1 Glas	Milch	2 dl	10 g	_____			
1 Glas	Fruchtsaft	2 dl	20 g	_____	_____		
1 Stück	Würfelzucker	4 g	4 g	_____			
1 Portion	Kaffeerahm	12 g	0,5 g	_____	_____	_____	_____
					▬▬▬	_____	_____

Einheit	Mahlzeit	Gewicht (g) pro Einheit	KH (g) pro Einheit	Anzahl Einheiten	KH (g)	EW (g)	FE (g)
	Vormittagsimbiss						
1 Scheibe	dunkles Brot	40 g	20 g	_____	_____		
1 Scheibe	Weissbrot/Zopf	30 g	15 g	_____	_____		
1 Stück	Obst	140 g	17 g	_____	_____		
1 Glas	Fruchtsaft	2 dl	20 g	_____	_____		
1 Glas	Milch	2 dl	10 g	_____	_____		
1 Becher	Joghurt	180 g	10–29 g	_____	_____		
	Butter/Margarine				_____		
	Käse/Quark/Ei				_____		
	Wurstwaren				_____		
	_____				_____		
	_____				_____		
	_____				_____	_____	_____
					▬▬▬	_____	_____

■■■

Ernährungsprotokoll

Einheit	Mahlzeit	Gewicht (g) pro Einheit	KH (g) pro Einheit	Anzahl Einheiten	KH (g)	EW (g)	FE (g)
	Mittagessen						
1 Teller	Suppe, klar	200 g	4 g				
	Suppe, gebunden	200 g	10 g				
1 Portion	Salat / Gemüse	150 g	5–10 g				
	Salatsauce						
1 Portion	Fleisch / Fisch						
1 EL	Paniermehl	10 g	8 g				
1 EL	Bratensauce	15 g	0,5 g				
1 Portion	Kartoffeln / Reis / Teigwaren	150 g	30 g				
	Butter / Öl						
	Käse / Quark / Ei						
	Wurstwaren						
1 Stück	Obst	140 g	17 g				
1 Becher	Joghurt	180 g	10–29 g				
1 Becher	Flan light	125 g	9 g				
1 Glas	Cola mit Zucker	2 dl	22 g				
1 Reihe	Schokolade	20 g	11 g				
1 Stück	Praliné	10 g	5 g				
1 Stück	Tortengebäck	70 g	25 g				
1 EL	Schlagrahm	20 g	0,5 g				

Einheit	Mahlzeit	Gewicht (g) pro Einheit	KH (g) pro Einheit	Anzahl Einheiten	KH (g)	EW (g)	FE (g)
	Nachmittagsimbiss						
1 Scheibe	dunkles Brot	40 g	20 g				
1 Scheibe	Weissbrot / Zopf	30 g	15 g				
1 Stück	Obst	140 g	17 g				
1 Glas	Fruchtsaft	2 dl	20 g				
1 Glas	Milch	2 dl	10 g				
1 Becher	Joghurt	180 g	10–29 g				
	Butter / Margarine						
	Käse / Quark / Ei						
	Wurstwaren						

Ernährungsprotokoll

Einheit	Mahlzeit	Gewicht (g) pro Einheit	KH (g) pro Einheit	Anzahl Einheiten	KH (g)	EW (g)	FE (g)
	Abendessen						
1 Teller	Suppe, klar	200 g	4 g				
	Suppe, gebunden	200 g	10 g				
1 Portion	Salat / Gemüse	150 g	5–10 g				
	Salatsauce						
1 Portion	Fleisch / Fisch						
1 EL	Paniermehl	10 g	8 g				
1 EL	Bratensauce	15 g	0,5 g				
1 Portion	Kartoffeln / Reis / Teigwaren	150 g	30 g				
1 Scheibe	dunkles Brot	40 g	20 g				
	Butter / Margarine / Öl						
	Käse / Quark / Ei						
	Wurstwaren						
1 Glas	Milch	2 dl	10 g				
1 TL	Kakaogetränk, gesüsst	5 g	4 g				
1 Becher	Joghurt	180 g	10–29 g				
1 Stück	Obst	140 g	17 g				
	Spätimbiss						
1 Stange	Bier	3 dl	10 g				
1 Glas	Milch	2 dl	10 g				
1 Glas	Fruchtsaft	2 dl	20 g				
1 Becher	Joghurt	180 g	10–29 g				
1 Stück	Obst	140 g	17 g				
1 Scheibe	dunkles Brot	40 g	20 g				
	Tagestotal						

15. Neue Schweizerische Nährwerttabellen zur Diabetes-Vollwerternährung
(für kohlenhydrathaltige Nahrungsmittel und Fleisch)

■ Seit 1966 sind am Inselspital, dem Zentrumsspital der Berner Universitätskliniken, vom Autor «kohlenhydratvermehrte/fettreduzierte» Ernährungspläne für die **Diabetesbehandlung im Spital und in der Praxis** nach wissenschaftlichen Richtlinien entwickelt worden.■ Wegen ihres gegenüber internationalen Gepflogenheiten reichlichen Kohlenhydratgehaltes sind sie früher – in den 60er Jahren – gelegentlich auch als «gefährlich» für Diabetiker bezeichnet worden. Heute werden diese wissenschaftlichen Grundlagen weltweit zur Planung einer gesunden Ernährung mit und ohne Diabetes verwendet: Ein reicher Anteil an komplexen Kohlenhydraten, die Bevorzugung nahrungsfaserreicher Lebensmittel, die Reduktion der Gesamtfettmenge sowie die Bevorzugung einfach und mehrfach ungesättigter Fettsäuren (Oliven-, Sonnenblumen-, Distelöl) und essentieller Fettsäuren aus Fisch (Omega-3-Fettsäuren). Eine solche Ernährung wird heute unter dem Schlagwort «Vollwerternährung» zusammengefasst. Vollwerternährung ist abwechslungsreich und deckt den Bedarf an allen notwendigen Nährstoffen. Vollwerternährung bedeutet aber auch, dass vermehrt Nahrungsmittel aus ökologisch orientierter Landwirtschaftsproduktion verwendet werden mit möglichst geringer Exposition durch Schadstoffe aus Dünger und Herbiziden.
■ Die Austauschtabellen erlauben eine individuelle Gestaltung der Ernährungspläne.■ Seit den 60er Jahren gibt es kein aktualisiertes Referenzwerk[18] für Schweizerische Nährwerttabellen. Das Interesse hierfür ist gross, die Realisierung ist aber aufwendig und erfordet gemeinsame Anstrengungen. Das Ziel ist eine einheitliche Datenbank, welche möglichst viele nationale Analysen von Grundnahrungsmitteln enthalten sollte. Der Autor und seine Mitarbeiterinnen arbeiten gemeinsam mit Vertretern der Schweizerischen Vereinigung für Ernährung, der Eidgenössischen Ernährungskommission, der Lebensmittelkontrolle des Bundesamtes für Gesundheitswesen, des Laboratoriums für Humanernährung der ETH Zürich und der Lebensmittelindustrie an diesem Vorhaben. Bis zur Realisierung offizieller Nährwerttabellen wird aber noch einige Zeit vergehen.

---

[18] O. Högel, E. Lauber: Nährwert der Lebensmittel (1964), Eidg. Gesundheitsamt*, Eidg. Drucksachen- und Materialzentrale EDMZ, 3003 Bern.
* Neue Amtsbezeichnung seit 1979: Bundesamt für Gesundheitswesen

Mit den vorliegenden Nährwerttabellen für das Beispiel Diabetes-Vollwerternährung soll ein erster Schritt zu einheitlichen Nährwerttabellen getan werden. Unsere Nährwerttabellen sind auf die gebräuchlichsten Nahrungsmittel beschränkt und vorwiegend auf die Vollwerternährung ausgerichtet. Tabelliert sind die für die Diabetiker wichtigen Angaben: Nährwert (Kalorien, Joule), verwertbare Kohlenhydrate, Eiweiss, Fett und Nahrungsfasern. Die Tabellen sollen die Auswahl besonders nahrungsfaserreicher Produkte erleichtern. Die Nährwertangaben erfolgen in Gramm pro 100 g Nahrungsmittel.

Im wesentlichen sind die Nährwerttabellen in Anlehnung an folgende Referenzwerke entstanden, unter bewusster Rundung der exakten Analysendaten:

Souci S. W., Fachmann W., Kraut H.: *Die Zusammensetzung der Lebensmittel* 1989/90, 4. Aufl. Wiss. Verlagsges. Stuttgart, 1989.

Mannhart Ch., Wenk C.: *Schweizerische Nährwerttabelle für Fleisch und Fleischwaren*, Institut für Nutztierwissenschaften, Gruppe Ernährung, ETH Zürich, 1990. Die Analysendaten wurden freundlicherweise von der Genossenschaft für Schlachtvieh- und Fleischversorgung (GSF, Bern) zur Verfügung gestellt.

Guignard A., Wenk C.: Ergänzung der *Schweizerischen Nährwerttabelle für Fleisch und Fleischwaren* von Mannhart und Wenk mit Nährwerten für Geflügelfleisch, Institut für Nutztierwissenschaften, Gruppe Ernährung, ETH Zürich, 1991. Die Analysendaten wurden freundlicherweise von Prof. C. Wenk zur Verfügung gestellt.

Bundeslebensmittelschlüssel, Version II, Bundesgesundheitsamt Berlin, 1989 (nur auf Disketten).

Nährwerttabelle «Brotgruppe»
nach Nahrungsfaser- und Kohlenhydratgehalt,
Hülsenfrüchte mit Eiweissgehalt

Die Tabelle gibt einen Überblick über verschiedene kohlenhydratreiche Nahrungsmittel der Gruppe Brot, Kartoffeln, Getreideprodukte und Hülsenfrüchte in alphabetischer Reihenfolge.
Angaben pro 100 g Nahrungsmittel:

Nahrungsmittel	Nahrungsfasern (g)	Verwertbare Kohlenhydrate (g)	kcal	(kJ)
Brot, Getreide, Getreideprodukte				
Gerste	10	63	318	(1329)
Knäckebrot	15	65	317	(1326)
Maisflocken (Cornflakes)	4	80	357	(1492)
Pumpernickel	10	41	204	(854)
Reis, poliert	1	78	348	(1455)
Spaghetti, gekocht	−	18	118	(493)
Vollkornbrot (Weizen)	8	41	205	(860)
Weissbrot	2	53	250	(1060)
Weizenkleie	42	20	193	(806)
Kartoffeln				
Baked potatoes (in Folie, mit Schale, ohne Fett)	3	19	86	(360)
Geschälte, gekochte Kartoffeln	2	17	75	(330)
Geschwellte Kartoffeln (Pellkartoffeln)	3	15	70	(294)
Pommes-Chips	1	50	550	(2360)
Pommes frites	−	36	239	(1228)
Rösti	2	16	130	(540)

Nahrungsmittel	Nahrungsfasern (g)	Verwertbare Kohlenhydrate (g)	Eiweiss (g)	kcal	(kJ)
Hülsenfrüchte* (getrocknet)					
Borlotti-Bohnen	18	41	22	266	(1130)
Erbsen	17	57	23	342	(1431)
Kichererbsen	11	49	20	314	(1314)
Kidney-Bohnen	25	45	23	285	(1200)
Linsen	11	52	24	325	(1361)
Soisson-Bohnen	12	48	20	286	(1215)
Sojabohnen	15	6	34	343	(1434)
Sojamehl, vollfett	11	3	37	370	(1548)
Weisse Bohnen	17	48	21	301	(1259)

* **Beachte:** bedeutender Nahrungsfaser- **und** Eiweissgehalt

Nährwerttabelle «Gemüsegruppe»
nach Nahrungsfaser- und Kohlenhydratgehalt

Die Tabelle gibt einen Überblick über Gemüse und Salate in alphabetischer Reihenfolge. Angaben pro 100 g Nahrungsmittel:

Nahrungsmittel	Nahrungsfasern (g)	Verwertbare Kohlenhydrate (g)	kcal	(kJ)
Gemüse				
Artischocken*	11	3	22	(91)
Auberginen	1	3	17	(71)
Bleichsellerie	2	2	15	(63)
Blumenkohl	3	3	22	(92)
Bohnen grün	2	5	34	(142)
Broccoli	3	3	26	(107)
Brunnen-Kresse	2	2	17	(71)
Chicorée	1	2	16	(66)
Chinakohl	2	1	13	(54)
Endivien	2	0	10	(40)
Erbsen frisch	4	13	84	(351)
Fenchel	3	3	23	(97)
Garten-Kresse	4	2	36	(150)
Grünkohl	4	3	36	(152)
Gurke	1	2	12	(52)
Kefen	3	12	65	(270)
Knollensellerie	4	2	18	(75)
Kohlrabi	2	4	24	(99)
Kopfsalat/Lattich	2	1	11	(47)
Kürbis	1	5	24	(102)
Lauch	2	3	24	(102)
Löwenzahn	3	6	40	(170)
Maiskörner	4	16	89	(374)
Mangold (Krautstiele)	2	1	13	(56)
Meerrettich	—	12	63	(262)
Peperoni	2	3	20	(85)
Pilze (Champignons)	2	1	15	(64)
Radieschen	2	2	14	(59)
Randen (Rote Rüben)	3	9	41	(172)
Rettich	1	2	13	(54)
Rhabarber	3	3	14	(60)
Rotkohl	3	4	21	(89)
Rosenkohl	4	4	35	(146)
Rüebli (Karotten)	3	5	25	(106)
Sauerkraut	2	2	18	(76)
Schwarzwurzeln*	17	2	16	(66)
Sojasprossen	1	6	58	(244)
Spargel	2	2	17	(72)
Spinat	2	1	15	(61)
Tomaten	2	3	19	(81)
Weisse Rüben	3	5	24	(102)
Weisskohl	3	4	25	(106)
Wirsing	2	2	24	(101)
Zucchetti	1	2	18	(75)
Zwiebeln*	3	6	30	(126)

* Ein grosser Teil ist Inulin (ein vorwiegend aus Fruchtzucker bestehendes Polysaccharid), welches von den Verdauungsenzymen im Dünndarm nicht abgebaut wird und deshalb keinen Blutzuckeranstieg gibt.

Nährwerttabelle «Obstgruppe»
nach Nahrungsfaser- und Kohlenhydratgehalt

Die Tabelle gibt einen Überblick über die verschiedenen kohlenhydratreichen Nahrungsmittel der Gruppe Obst in alphabetischer Reihenfolge. Angaben pro 100 g Nahrungsmittel:

Nahrungsmittel	Nahrungsfasern (g)	Verwertbare Kohlenhydrate (g)	kcal	(kJ)
Obst (essbares Gewicht)				
Ananas frisch	1	13	56	(233)
Äpfel	2	12	55	(229)
Äpfel gedörrt	8	61	264	(1104)
Aprikosen	2	10	45	(186)
Aprikosen gedörrt	8	56	247	(1035)
Avocado	3	1	228	(953)
Bananen	2	21	92	(384)
Birnen	3	13	55	(231)
Brombeeren	3	7	43	(178)
Datteln getrocknet	9	66	278	(1161)
Erdbeeren	2	7	33	(137)
Feigen frisch	2	13	61	(257)
Feigen gedörrt	10	55	242	(1013)
Granatapfel	3	17	75	(314)
Grapefruit	1	9	40	(166)
Heidelbeeren	5	7	37	(156)
Himbeeren	5	7	36	(149)
Honigmelonen	1	12	54	(226)
Johannisbeeren rot	4	8	36	(151)
Johannisbeeren schwarz	7	10	45	(200)
Karambole	−	4	23	(98)
Kastanien	−	41	194	(810)
Kirschen sauer	1	12	55	(230)
Kirschen süss	2	14	62	(265)
Kiwi	4	11	53	(221)
Litchi	2	17	74	(311)
Mandarinen	1	10	46	(192)
Mango	2	13	58	(242)
Nektarinen	2	13	54	(240)
Oliven	2	2	142	(593)
Orangen	2	9	43	(178)
Papaya	2	2	12	(52)
Passionsfrucht	2	13	67	(280)
Pfirsiche	2	10	42	(175)
Pflaumen	2	11	50	(207)
Pflaumen gedörrt	9	53	227	(952)
Preiselbeeren	3	8	36	(152)
Reineclauden	2	14	57	(239)
Rhabarber	3	3	14	(60)
Rosinen	5	66	280	(1170)
Stachelbeeren	3	9	39	(161)
Trauben	2	16	70	(292)
Wassermelonen	0	8	37	(156)
Zitronen	−	8	41	(170)
Zitronensaft	−	7	31	(130)
Zwetschgen	2	12	53	(221)

Schweizerische Nährwerttabelle
für verkaufsfertiges Fleisch und Wurstwaren (1990),
ergänzt mit Nährwerten für Geflügel (1991)

Eiweiss, Fett, Cholesterin und Kalorien (Joule)
Angaben pro 100 g Nahrungsmittel:

Fleisch- und Fleischprodukt	Eiweiss (g)	Fett (g)	Cholesterin (mg)	kcal	kJ
Frischfleisch					
Rind					
Entrecôte	22	6	60	150	(630)
Plätzli (Eckstück)	23	2	60	110	(460)
Braten (Schulter)	22	4	60	120	(500)
Hackfleisch	20	9	80	160	(670)
Siedfleisch (Federstück)					
– mager	20	7	70	140	(590)
– durchzogen	17	22	80	270	(1130)
Kalb					
Filet	21	4	80	120	(500)
Plätzli (Eckstück)	22	2	70	110	(460)
Koteletten	19	14	90	200	(840)
Braten (Schulter)	20	5	80	120	(500)
Voressen (Brust)	19	15	90	210	(880)
Schwein					
Plätzli (Eckstück)	23	3	60	120	(500)
Koteletten	21	11	80	180	(760)
Braten (Schulter)	19	8	70	150	(630)
Voressen	20	7	80	150	(630)
Lamm					
Gigot	20	11	80	180	(760)
Koteletten	17	21	90	260	(1090)
Geflügel					
Poulet ganz					
– mit Haut	19	10	80	170	(710)
– ohne Haut	20	5	70	130	(540)
Pouletschenkel					
– mit Haut	18	13	80	190	(780)
– ohne Haut	18	8	80	150	(630)
Pouletbrust					
– mit Haut	21	6	50	140	(580)
– ohne Haut	22	2	40	105	(450)
Trutenschnitzel	24	1	40	110	(460)
Fleischwaren					
Pökelfleisch roh					
Rippli	21	10	–	180	(760)
Coppa	28	23	–	330	(1390)
Rohschinken	30	16	–	270	(1130)
Rohschinken geräuchert	21	9	–	170	(710)
Trocken-/Bündnerfleisch	39	5	100	210	(880)
Kochspeck (ohne Schwarte)	17	40	80	450	(1890)

Fleisch- und Fleischprodukt	Eiweiss (g)	Fett (g)	Cholesterin (mg)	kcal	kJ
Pökelfleisch gekocht					
Hinterschinken	20	5	50	130	(550)
Vorderschinken	19	7	70	140	(590)
Rindfleisch geräuchert	23	2	–	120	(500)
Wurstwaren					
Brühwürste					
Cervelas	13	23	60	270	(1130)
Cervelas light	13	14	–	180	(760)
Wienerli	13	24	60	280	(1180)
Wienerli light	14	13	–	180	(760)
Schüblig	13	24	–	280	(1180)
Schützenwurst	12	26	–	290	(1220)
Schweinswurst	15	25	–	290	(1220)
Lyoner	12	25	–	280	(1180)
Berner Zungenwurst	15	21	–	260	(1090)
Bierwurst	14	26	–	290	(1220)
Fleischkäse	12	24	–	280	(1180)
Mortadella	15	29	–	330	(1390)
Kalbsbratwurst	12	23	60	270	(1130)
Kalbsbratwurst light	13	13	–	180	(760)
Schweinsbratwurst	15	24	–	280	(1180)
Aufschnitt	13	23	–	270	(1130)
Kochwürste					
Streichleberwurst	13	26	–	290	(1220)
Rohwürste					
Salami	27	35	100	430	(1810)
Salametti	25	40	–	470	(1970)
Salziz	26	41	–	490	(2060)
Rauchsalami	24	38	–	440	(1850)
Bauernschüblig	25	43	–	500	(2100)
Landjäger	24	48	–	540	(2270)
Streichmettwurst	13	42	–	440	(1850)
Saucisson neuchâtelois	18	39	–	430	(1810)
Saucisson vaudois	17	38	–	430	(1810)
Alpenklübler	24	47	–	520	(2180)

16. Die «mediterrane» Küche: Wunschvorstellung für eine vollwertige Ernährung

Bevölkerungsuntersuchungen haben ergeben, dass die Lebenserwartung entlang den Mittelmeerländern und -inseln besonders hoch ist, verbunden mit gut erhaltenem Blutkreislauf und geringer Herzinfarkthäufigkeit. Vom wissenschaftlichen Standpunkt scheint uns die «Vollwerternährung – wertvoll für alle» die Erkenntnisse der achtziger und die Trends der neunziger Jahre zusammenfassend darzustellen und als Grundlage die praktische Durchführung einer vollwertigen Ernährungsweise zu ermöglichen. Dass nicht modernes Ernährungswissen allein, sondern auch traditionelles Essverhalten aus Beobachtungen und Erkenntnissen vieler Generationen für eine neuzeitliche Esskultur von Bedeutung ist, zeigen uns die «Zehn Gebote der mediterranen Küche» von einem unbekannten venezianischen Autor. Mit diesen Ernährungsempfehlungen, vorgetragen mit südländischer Genüsslichkeit, möchten wir gleichsam zum Dessert den langen Weg durch die Vollwerternährung abschliessen.

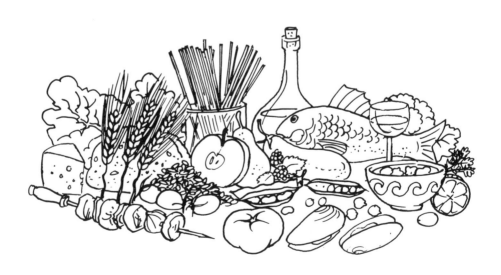

Die Zehn Gebote **der mediterranen Küche**

I		Zahlreiche Gemüse gemischt
II		Ausgewählte Getreideprodukte
III		Olivenöl
IV		Grosszügig Gewürze
V		Wenig tierische Fette, dafür mehr pflanzliche Öle
VI		Nicht viel Fleisch, aber reichlich Fisch
VII		Wenig Zucker und eine Vielfalt von Früchten
VIII		Ein paar tausend Jahre Erfahrung
IX		Endlos Liebe und Zeit zum Kochen
X		...und eine entspannte Atmosphäre bei Tisch, mit Hilfe von etwas Wein, aber nicht zuviel

Sachwortregister